D1700395

NASCER
SORRINDO

FRÉDÉRICK LEBOYER

NASCER
SORRINDO

editora brasiliense

ISBN: 85-11-17015-4
Primeira edição, 1974
14ª edição: 1992
2ª reimpressão, 2004

Tradução: MÉDIA - Assessoria, Planejamento e
Execução Editorial Ltda.
Revisão: Antonio Sérgio Guimarães
Capa: Foto de Frédérick Leboyer –
Departamento de produção Brasiliense

Dados Internacionais de Catalogação na Publicação (CIP)
(Câmara Brasileira do Livro, SP, Brasil)

Leboyer, Frédérick, 1918 –.
Nascer sorrindo / Frédérick Leboyer ; [tradução MÉDIA]. – São Paulo :
Brasiliense, 2004.

Título original: Pour une naissance sans violence
2ª reimpressão da 14. ed de 1992
ISBN 85-11-17015-4

1. Leboyer, Frédérick, 1918 – 2. Nascimento 3. Nascimento - Aspectos
psicológicos 4. Parto (Obstetrícia) 5. Parto (Obstetrícia) - Aspectos psicológicos
I. Título.

04-7335
CDD-618.4
NLM-WQ 300

Índices para catálogo sistemático:
1. Nascimento : Obstetrícia   618.4
2. Parto : Obstetrícia   618.4
3. Trabalho de parto : Obstetrícia   618.4

editora brasiliense s.a.
Rua Airi, 22 – Tatuapé – CEP 03310-010 – São Paulo – SP
Fone/Fax: (0xx11) 6198-1488
E-mail: brasilienseedit@uol.com.br
www.editorabrasiliense.com.br

livraria brasiliense s.a.
Rua Emília Marengo, 216 – Tatuapé – CEP 03336-000 – São Paulo – SP
Fone/Fax (0xx11) 6675-0188

Apesar das aparências,
nada muda.
E é sempre do Oriente
que nos vem a luz.
Sem Sw. e sem a Índia
este livro nunca teria
sido escrito.
Eu nunca teria tido
a idéia.
É uma respeitosa homenagem
que lhes dedico.
Tento pagar uma parte
de minha dívida.
E procuro retribuir um pouco
de tudo o que recebi.

I

"Nascer é sofrer."
Gautama

1

— Você pensa que nascer é agradável?

— Nascer . . . agradável!

— Sim. Você pensa que as crianças são felizes quando vêm ao mundo?

— As crianças . . . felizes de vir ao mundo! Que pergunta! Você não está falando sério.

— Estou falando sério sim.

— Afinal . . . recém-nascidos!

— E daí?

— Um recém-nascido não saberia ser feliz ou infeliz.

— E por quê?

— Os recém-nascidos não sentem nada.

— Veja só! Que absurdo!

— Você não acredita?

— Claro que não. Por isso pergunto.

— Todo mundo lhe dirá.

— Esta não é uma boa razão.

— Concordo. Mas enfim . . . Um recém-nascido . . . É uma coisinha que não vê, que não ouve. Como você quer que seja infeliz?

— "Coisinha" que não vê, "coisinha" que não ouve . . . Mas nada impede que a "coisinha" grite bem forte.

13

— É preciso que o recém-nascido exercite os pulmões.

— Exercite os pulmões! Você me preocupa.

— Isto não é um argumento, concordo. No entanto, é o que todo mundo diz.

— Como você sabe, se diz muita bobagem. Bem, e você? Pensa que ao nascer a criança não sente nada?

— Penso. Não é evidente?

— Curioso. Eu não estou certo.

— Ora essa, um recém-nascido!

— Como "Ora essa, um recém-nascido!"?

— Como você quer que nessa idade . . .

— Você me preocupa cada vez mais. Será que é preciso lembrar que as dores das crianças não têm limites, e que é um triste e maravilhoso privilégio dos jovens sentir tudo mil vezes mais intensamente que nós?

— É verdade, concordo. Mas, um recém-nascido é tão pequeno . . .

— Como se tamanho fosse documento!

— Também concordo . . .

— Diga-me, então, por que milagre a "coisinha" pode gritar tão forte sem sentir nem sofrimento nem angústia.

— Bem, simplesmente . . . Já disse: um recém-nascido não sente nada.

— Mais uma vez! E por quê?

— Um recém-nascido não tem consciência . . .

— Pronto! Isto resolve tudo. Não tem consciência . . . Você quer dizer, não tem alma?

— Não, não. A alma . . . não conheço.

— E a consciência . . .

— A consciência é outra coisa.

— E você conhece a consciência? Ótimo! Talvez possa me explicar esse mistério. Sou todo ouvidos. Estou preso a suas palavras. Sou um humilde aluno.

— Bom, quer dizer . . . Para dizer a verdade é preciso dizer que . . . a consciência . . .

14

2

Não é preciso ir mais longe. Não vamos nos perder
na floresta encantada da dialética.
Recusemo-nos a argumentar. Ou nos provariam muito
rapidamente que a lebre é incapaz de alcançar a tartaruga.
As coisas são simples, apenas o espírito é
complicado. Quando uma criança vem ao mundo, a primeira
coisa que faz é gritar. E o grito alegra a assistência.
"Ouçam, ouçam como ele grita!", diz a mãe toda
contente, encantada de que uma coisinha tão pequena
faça tanto barulho.
O que significam os gritos dos recém-nascidos?
Que têm reflexos normais. Que a máquina está em
funcionamento.
Os homens são apenas máquinas?
Os gritos não falam de sofrimento?
Para gritar como grita, será que o bebê não
sente imensa dor?
Nascer seria doloroso para a criança, assim como
o parto era, antigamente, para a mãe?
E se é assim, quem se preocupa com isto?
Ninguém, ao que parece, tendo em vista a pouca
consideração que é dispensada ao bebê quando ele chega.
Infelizmente, a idéia de que os recém-nascidos
não sentem nada, não ouvem, não vêem, é um postulado
solidamente estabelecido . . .
Como poderia o bebê, tão pequenino, sofrer? É
uma "coisinha" que grita, que protesta, e ponto final,
é tudo. Em suma, é um objeto.

E se as coisas não forem assim tão simples?
Se se tratar, de fato, de uma pessoa?

3

O recém-nascido é uma pessoa! Isto contraria
tudo o que pensamos a respeito.

Mas, apesar de tudo . . . Devemos ter consciência
de que é preciso desconfiar do que pensamos.
Como saber?

A razão diz que, antes de mais nada, precisamos
nos ater aos fatos. E os fatos, neste caso, não falam.

Vemos, às vezes, e isto é raro, um bebê nascer
com um dente. Mas nunca se viu um que nascesse falando.
O recém-nascido não fala. Apesar de que . . .
Sem dúvida, o bebê ignora o uso das palavras.
Os marsuínos também o ignoram. E os pássaros.
Fato que, admitamos, não os impede de se comunicarem.

Haverá linguagem sem palavras? Sem a menor
dúvida. E, mesmo que isto nos surpreenda, serve
apenas para aguçar nossa vaidade. Não procuramos ir
mais longe.

Se alguém engole, por falta de atenção, alguma
coisa quente, assistimos ao mais eloqüente discurso.
Sem nenhuma palavra.

A pessoa salta, como que impelida por uma mola.
Pula de um pé para outro. Agita freneticamente as mãos,
sacudindo-as como para dissipar o calor excessivo.
Vira os olhos cheios de lágrimas e faz mil caretas.

Não é preciso nem esperar que o sujeito cuspa
com violência: o infeliz, seja chinês, turco, persa ou
javanês, exprimiu-se perfeitamente. ·

Ele disse:
"Eu me queimei", sem que uma só palavra tenha
sido pronunciada. Não precisamos insistir nisto.

E quanto a exprimir-se, se existe alguém que o
faça com perfeição é o recém-nascido.

Com relação à queimadura, pode-se dizer que o
"calor" do gole desajeitado, comparado ao do nascimento,
não passa de uma simples brincadeira.

O recém-nascido não fala?
Espere aí, preste atenção.

4

Ainda é preciso fazer comentários?
Essa fronte trágica, olhos fechados,
sobrancelhas erguidas, tensas . . .
Essa boca que grita, a cabeça que se vira
e tenta escapar . . .
Essas mãos que se estendem, imploram, suplicam,
depois se dirigem à cabeça, o próprio gesto de calamidade . . .
Esses pés que empurram furiosamente, as pernas
que procuram proteger o frágil ventre . . .
Essa carne que não é senão espasmos, sobressaltos,
tremores . . .
Então, não fala o recém-nascido?
É todo seu ser que grita, todo seu corpo
que se manifesta:
"Não me toquem! Não me toquem!"
E, ao mesmo tempo, implora, suplica:
"Não me deixem! Ajudem-me! Ajudem-me!"

Alguém já fez apelo tão enternecedor?
E esse apelo feito pela criança depois de tanto tempo,
no momento de sua chegada, quem o compreende,
quem o entende, quem apenas o escuta?
Ninguém.
Não é um grande mistério?

O recém-nascido não fala?
Não, não. Nós é que não o escutamos.

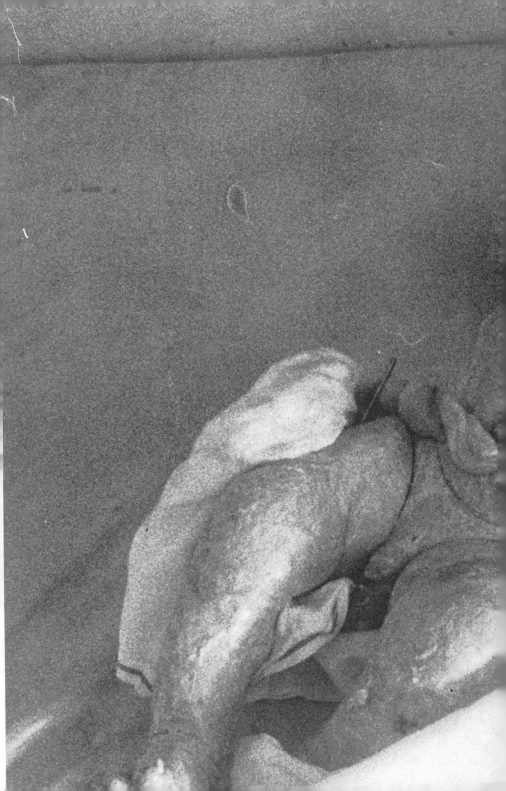

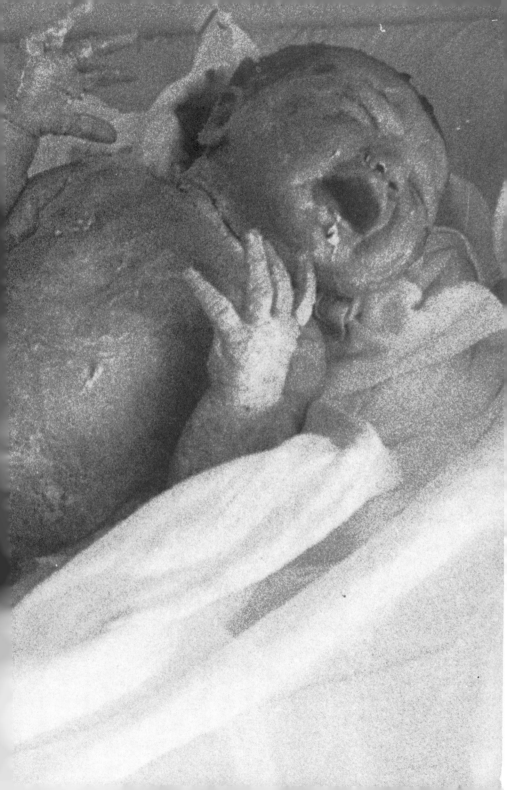

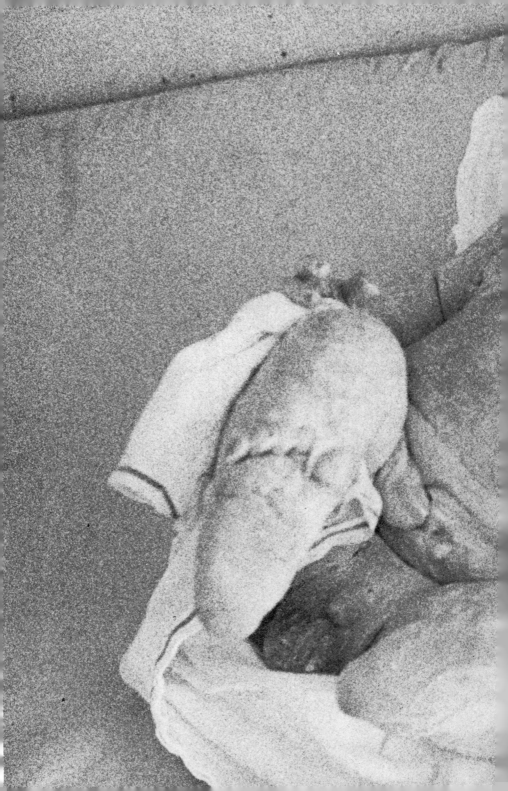

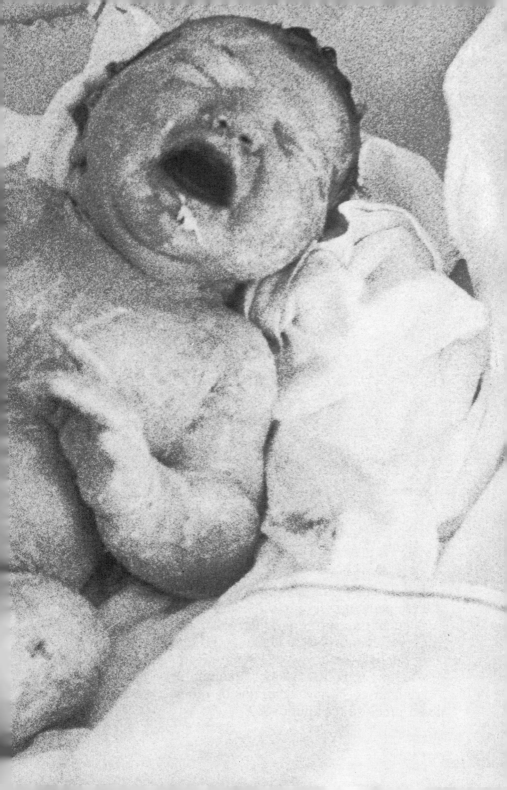

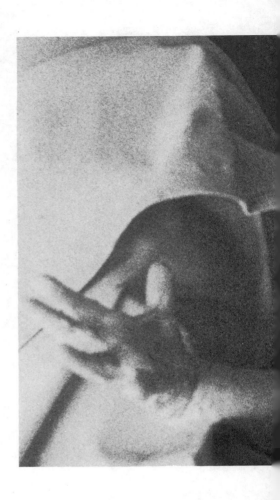

5

Isso já nos deixa pe!o menos perturbados.
Esse pequeno ser, então, pode ser considerado alguém?
Alguém que sofre, que já proclama suas penas?
Convenhamos! Nessa idade . . . E depois, é tão pequeno . . .
E vamos nós outra vez! Há em nós qualquer coisa que
resiste, que se recusa a ouvir, que não pode acreditar.
Alguma coisa que fecha nossos olhos e protege
nossa preciosa tranqüilidade.

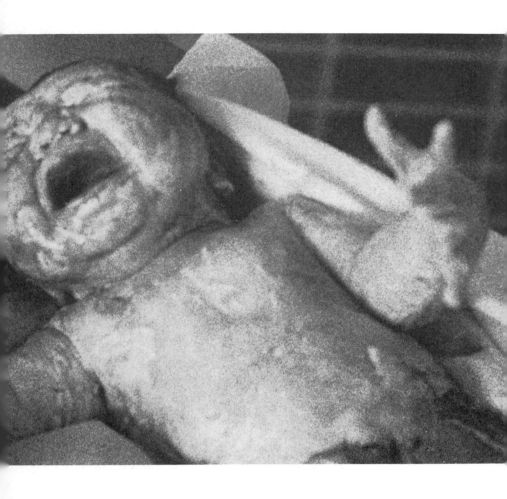

É que, evidentemente, *ver* é intolerável.
A visão de recém-nascidos não é suportável.
Parecem até torturados.
Diante dela, alguns viram a cabeça, afirmando:
"Não, não posso ver isso . . ."
E outros, com certo desdém:
"Eles sofrem? Você acha mesmo?"
Tanto é verdade que melhor mesmo é não olhar.

23

Outros retrucam:
"Mas como? Não é possível. O nascimento não é
assim! Ou então já se saberia.
"Você nos mostra uma criança que é torturada. Um bebê
entregue às sevícias de sádicos. Isso sim, isso existe.
Nós o sabemos. Muito bem, é uma criança que se martiriza . . .
"Que fazem à criança esses monstros? Eles a moeram de
pancadas? Mergulharam-na em óleo fervendo? Deitaram-na
sobre carvão em brasa?"
Não, não. Não é nada disso.
É apenas um nascimento.
Ao redor, nem monstros nem sádicos. Gente como
você e eu. Distraídos.
"Eles têm olhos mas não vêem."
Esses cegos de grandes olhos abertos, vocês querem
apanhá-los em flagrante?
Vejam.

6

A Sagrada Família . . .
Pelo menos como ela aparece hoje . . .
O tema, há muito tempo, inspirou os mais antigos. E é
exatamente no ápice de sua arte que os grandes pintores
tratam a Natividade, o mistério da Criação.
Estamos bem distantes da adoração dos Magos e
das Virgens à criança. Estamos . . . hoje.
Quem quer que seja, um pequeno ser acaba de nascer. O
pai, a mãe o contemplam radiantes. Não há ninguém,
nem mesmo o jovem médico, que não partilhe da alegria
geral.
O mesmo sorriso cheio de júbilo ilumina os rostos.
Todo mundo irradia felicidade e contentamento.
Todo mundo . . . menos a criança.

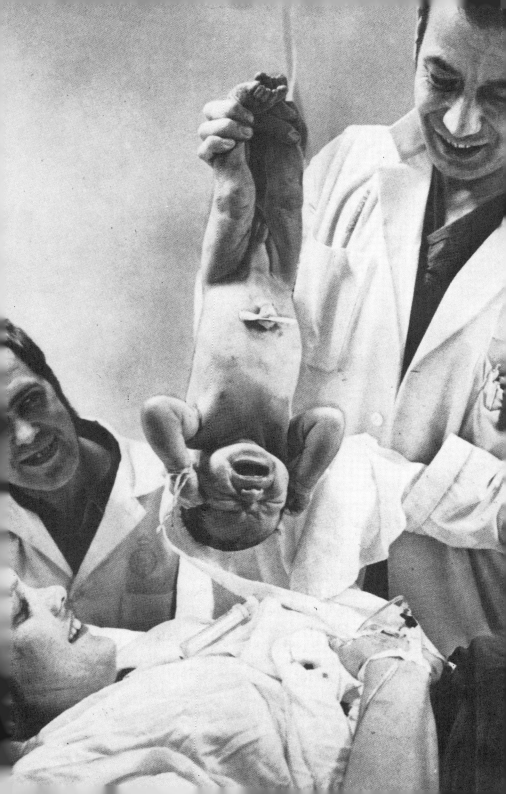

A criança? Que criança?
Ah! Por Deus, isto não é verdade!
Esta máscara de angústia, de horror. Principalmente estas mãos levadas à cabeça . . .
É a atitude de um ser aterrorizado. O gesto que faz uma pessoa mortalmente ferida que instantes depois sucumbirá.
Parece que se ouvem os gritos da agonia . . . Um sofrimento desses, uma tal dor, é isso o nascimento? E os pais! Um ar extasiado . . . diante de tanta infelicidade.
É inacreditável.
Inacreditável e, no entanto . . . é assim.

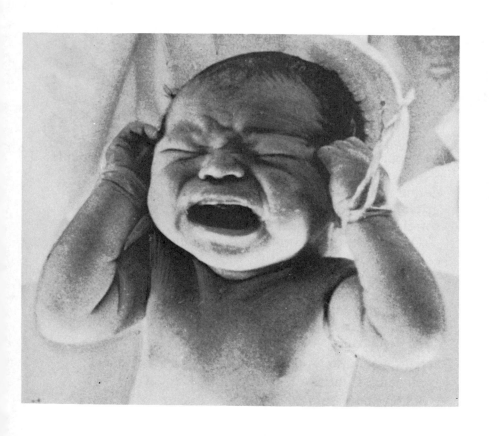

7

Que fato extraordinário essa cegueira. Sim,
mas por que milagre . . .?
Milagre? Não. As coisas, como sempre, são
muito simples. Vejamos.
Este jovem médico, que parece tão contente,
sorri por quê? Da felicidade da criança? Não exatamente.
Ele acaba de fazer o *seu* parto. Obteve sucesso.
O que nem sempre é coisa fácil. A criança está ali,
gritando vigorosamente. Como deve ser. A mãe não
sofreu roturas. Tudo correu bem.
O obstetra sorri à vontade. Está contente . . .
consigo mesmo.
A mãe está radiante, sorrindo. Mas de que ela sorri,
afinal? Da beleza da criança?
Não é bem disso.
Sorri porque tudo acabou!
Ela teve sucesso no *seu* parto sem dor, em que não
acreditava muito. Ainda está surpresa. Estupefata.
E aliviada. Confiante em si mesma.
Obteve sucesso onde muitas fracassam.
Então, sorri de felicidade.
Está contente *consigo mesma.*
E quem ousaria reprová-la?
Por último, o pai.
Sujeito feliz. Tem uma descendência. Um pequeno ser
está no mundo e vai crescer. E reproduzir, traço por
traço (ilusão!) as perfeições inestimáveis do autor.
E se, por outro lado, o sexo da criança corresponde
aos vastos projetos que já existem para ela . . .
E, além de tudo, este homem que, sem dúvida, nunca
produziu, nunca criou, fez um filho!
Está contente . . . *consigo mesmo.*
Em suma, todo mundo está contente. Contente *consigo
mesmo,* entenda-se.
Quanto à criança . . .!

8

E então?
O que fazer?
Chorar?
Por causa de tanto sofrimento? De tanta cegueira?
"Nascer é sofrer. A vida é sofrimento . . ."
Estas palavras foram ditas há muito tempo. E a vida seria
apenas um passeio, uma passagem.
Na hora do nascimento seria preciso chorar. Quando
um ser entra neste inferno.
E ficar contente nos funerais. Quando finalmente se
deixa o inferno.
Sim . . .
Do antes, do depois, nada sei.
Mas o nascimento está aí, com seu peso de sofrimento.
Isto agora eu sei.
É um sofrimento tão grande que me desarma. Próximo
do desespero. Felizmente, existe uma tênue luz: o sucesso
do parto sem dor.
"Terás um parto cheio de dor."
Esta sentença vinha também do fundo dos tempos.
Mas a antiga maldição passou.
As mulheres, hoje em dia, dão à luz com a fisionomia
radiante.
É um milagre.
Mas que estejam radiantes enquanto o bebê é
crucificado, isso não! Não é possível. Não é mais possível
quando se sabe o que sofre o recém-nascido.
E então?
A mãe deve renunciar à sua alegria?
Claro que não!
Simplesmente, é preciso fazer pela criança o que
se faz pela mãe. Ou pelo menos tentar.

9

À primeira vista, sentimo-nos perdidos. E impotentes diante deste sofrimento.

Como evitá-lo?

O parto sem dor pode ser preparado. Como preparar a criança? E quando? No ventre materno?

É preciso, com finos eletrodos, introduzidos através do ventre da mãe e penetrando no pequeno crânio . . .?

Por favor, não. A tecnologia pode, em nossos dias, realizar tais proezas. Sabemos disso.

Mas não é este o nosso caminho.

O que queremos, desde logo, é compreender.

Compreender por quê e de quê o recém-nascido sofre tanto.

Foi o que se fez pela mãe no caso do parto sem dor.

Em vez de se aceitar cegamente a fatalidade do sofrimento, ousou-se, um dia, perguntar:

"Por quê?"

A resposta está na pergunta. E dizer:

"Por que a criança sofre ao nascer?" é ouvir, afinal, o que, depois de tanto tempo e sempre em vão, as crianças clamam desesperadamente quando vêm ao mundo.

É prestar-lhes atenção, tentar ouvi-las, tentar compreendê-las.

E isto já é metade do caminho.

10

O que faz o horror do nascimento é a intensidade, a amplitude da experiência, sua variedade, sua riqueza sufocante. Já dissemos que se acredita que recém-nascido não sente nada. Ele sente tudo.

Tudo, totalmente, sem escolha, sem filtro, sem discriminação.

A quantidade de sensações que o assola no nascimento ultrapassa tudo o que possamos imaginar.

É uma experiência sensorial tão vasta que não podemos mesmo concebê-la.

Os sentidos do recém-nascido funcionam, e como! Possuem toda a acuidade e o frescor da juventude. O que são nossos sentidos e sensações comparados aos das crianças? O que são nossos sentidos comparados aos dos animais? Temos a pele tão sensível quanto a dos crocodilos ou a dos rinocerontes.

E as sensações do nascimento tornam-se ainda mais fortes pelo contraste com o que foi vivido antes. Os sentidos funcionavam bem antes de a criança estar entre nós, no nosso mundo.

Sem dúvida, as sensações ainda não são organizadas em percepções ligadas umas às outras, equilibradas. O que as faz ainda mais fortes, selvagens, intoleráveis, aflitivas.

11

Tomemos o caso da visão, por exemplo.

Tem-se como certo que o recém-nascido é cego, que ele não vê.

Isto é um postulado universal que não pode ser posto em dúvida, julgando-se pela profusão de luzes verdadeiramente cegantes que se acendem por ocasião do parto.

Não se apontam sobre o recém-chegado lâmpadas cialíticas e projetores?

Por que se preocupar com ele? Por que tomar cuidado e baixar a luz, se é cego?

A iluminação é, sem dúvida, cômoda para o obstetra, preocupado com a mãe.

Mas quem pensa no bebê?

Mal a cabecinha sai das vias genitais, o corpo ainda prisioneiro, vemo-lo abrir olhos imensos. Para imediatamente fechá-los com violência. Enquanto em seu rosto se mostra um indizível sofrimento e explode o grito que sabemos.

Se ver significa construir imagens mentais com o que os olhos recebem, então o recém-nascido realmente não vê.

Mas se ver é perceber a luz, então sim, o recém--nascido vê. E como!

A criança que vem ao mundo tem por esta luz do céu o mesmo amor, a mesma sede que as plantas, as flores, irmãos inferiores que, sem globos oculares, acompanham nosso Pai Celestial em seu caminho pelos céus.

Por esta luz o bebê está ansioso, sedento. De tal forma que é preciso dar-lhe com infinitas precauções. Com infinita lentidão.

De resto, o bebê é tão sensível a ela que já a percebe no ventre materno.

A mulher grávida de mais de seis meses que se expõe nua ao sol permite que a criança, dentro dela, perceba como que uma névoa dourada.

Imaginemos este pequeno ser, com olhos tão delicados, projetado de repente para fora de sua caverna escura. Imaginemos seus olhos expostos aos projetores.

A criança lança um grito dilacerante. Nada mais natural. Seus olhos acabam de ser queimados. Bem como Júlio Verne imaginou para seu herói Miguel Strogoff. Bem como foram queimados os olhos das pessoas que estavam em Hiroshima quando explodiram os "mil sóis".

Se quiséssemos enlouquecer a criança de dor, procederíamos exatamente desta forma.

Como se prepara uma tourada? Como se faz um "bom" touro, ébrio de sofrimento, cego de raiva? Deixa-se o animal fechado em completa escuridão durante uma semana. Depois, no dia da tourada, é só lançá-lo de repente ao sol cegante da arena . . .

Pobre recém-nascido! Fecha os olhos. O que

representa a frágil e transparente barreira das pálpebras?
Cego, o recém-nascido?
Cegado!
Cegos são . . .

12

É surdo este infeliz? Tanto quanto cego.
Quando vem ao mundo, seus ouvidos funcionam há
bastante tempo.
No útero chegam à criança os ruídos que se produzem
no corpo da mãe, estalos de articulações,
borborismos intestinais. E dando ritmo ao todo,
as batidas potentes, o tambor grave do coração materno.
A voz, finalmente. A voz da mãe, que marca para
sempre com sua impressão o bebê.
Cada voz é única, inimitável. Tanto quanto as
impressões digitais.
A criança fica marcada pela voz da mãe. Ela conhece
essa voz, bem antes de ter visto a luz do dia. É enlaçada
em sua trama, em suas modulações, em suas inflexões,
em seus humores.
Isto é tudo? Não.
A criança percebe os sons do mundo, os sons de
fora, do mesmo modo como sente a luz. Apesar da
espessura do ventre materno.
E como os sons chegam ao bebê? Recebe-os, como os
peixes, através das águas em que flutua: modulados e
transformados por elas. Para nós, desconhecidos.
Depois, sobrevém o nascimento.
O peixe sai das águas. O universo se transforma. Os
sons até então filtrados atingem o pequeno viajante com
toda a violência.
Desaparecidas as águas, levantado o véu protetor

do ventre materno, os ouvidos do bebê são postos a nu.
Nada mais os protege dos ruídos do mundo.
A criança que nasce chega em meio a mil trovões. Fica
sobressaltada. Nenhuma surpresa.
O mundo berra. A criança devolve os gritos!
É simples.
Mais uma vez, *nós* é que somos surdos. Nossos ouvidos
de homens não percebem mais nada.
Basta uma folha se agitar para sobressaltar um animal.
O sujeito entendido ouve a grama crescer. E a criança
reconhece sem erros os matizes de um suspiro.
Mas e nós!, que em nossa quase total surdez aumentamos
cada dia um pouco mais os nossos amplificadores em lugar
de abrir nossos ouvidos? Nós, que somos mortos em vida,
o que sabemos sobre o que a criança ouve ao nascer?
Quem pensa em falar baixo numa sala de parto? Na
verdade, grita-se bem mais do que se fala.
Os "Vamos, força, força! Outra vez, outra vez!" são
ditos em voz retumbante.
E quando a criança sai, em meio à excitação geral,
ouvem-se exclamações e explosões sonoras.
Quem pensa no recém-nascido?
Ele leva as mãos à cabeça, num sinal de dor
intolerável.
A criança nasce surda?
É ensurdecida!

13

Pobre criança! Nascer, que calamidade! Cair de repente
em toda a extensão de nossa ignorância e de nossa
crueldade.
Além de cegá-lo e ensurdecê-lo de sofrimento e de
raiva, o que se faz então com a pele do recém-nascido?

Delicada, fina, quase sem epiderme, em carne viva
como uma queimadura, qualquer toque a faz vibrar.
Basta que alguém se aproxime para o bebê tremer.
E esta pele que, até então, conhecia apenas a
carícia acetinada das mucosas, é metida em roupas,
em toalhas, em tecidos!
O recém-nascido rola no mundo como sobre um tapete
de espinhos.
E vai se acostumar.
Como a tudo, afinal. Fechando e sufocando seus
sentidos.
Mas quando chega e cai nesta moita de espinhos,
grita.
É natural.
E nós, tolos como somos, achamos graça.

14

Quando percebemos o calvário do recém-nascido,
começamos a tremer.
Dá vontade de gritar como ele:
"Basta! Basta!"
O que já vimos é insuportável. Mas, pelo menos,
é tudo?
É apenas o começo! . . .
O inferno existe. Não é obra imaginária. E nele
as pessoas realmente se queimam.
Esse inferno não está no fim da vida, nem depois.
Está aqui. No começo.
O inferno é o que a criança tem que passar para
entrar no mundo.
O fogo, que de todos os lados atinge o bebê,
queimando-lhe a a vista, a pele, agora penetra em seu
corpo, até o fundo de sua carne.

Este fogo, mordida intolerável, é o ferimento que o ar provoca penetrando nos pulmões.

Os olhos do recém-nascido são sensíveis. A pele do recém-nascido é sensível. Suas mucosas são ainda mais.

O ar, que entra e varre a traquéia, que desdobra os alvéolos, tem o efeito de ácido derramado sobre um ferimento!

Não se trata de imaginação gratuita. Basta ver o que acontece a uma pessoa que, pela primeira vez, fumando um cigarro, tenta "engolir" a fumaça. Para o fumante inveterado nada acontece. As mucosas saturadas já capitularam. Mas para o fumante inexperiente, cujas mucosas conservam um pouco de pureza, para esse, mal a fumaça penetra, explode uma tosse furiosa, que tenta lançar fora a queimadura insuportável. Os olhos se enchem de lágrimas. A face se torna rubra . . .

Pensemos ainda numa criança que, por descuido, enganada pela limpidez do líquido, bebesse, pela primeira vez, cheia de confiança, uma bebida fortemente alcoólica! Nem bem atingida a mucosa da garganta, o líquido seria lançado fora por uma explosão furiosa, por uma recusa de todo o ser, enquanto à agitação e aos soluços se misturariam as lágrimas e a vermelhidão do rosto.

Sim, para a criança que vem ao mundo, a queimadura provocada pelo ar que penetra nos pulmões ultrapassa, em horror, a todas as outras.

Atingido nas entranhas, todo o ser se sobressalta.

Tudo, no bebê, se apavora, se agita de horror, se irrita.

Tudo se fecha, rejeita, cospe.

Tudo procura expulsar o inimigo.

E vem o grito!

O primeiro grito, que marca a passagem, que celebra a entrada na vida.

O grito é um "Não!", uma recusa apaixonada, um protesto de todo o ser. Um grito desesperado porque impotente, porque "é preciso".

36

Porque é preciso respirar, respirar, respirar e a
cada vez queimar por dentro mais, mais e mais.

15

Afinal, isso é tudo?
Não, ainda não.
Quando o bebê nasce, pegam-no pelo pé. Suspendem-no
com a cabeça para baixo.
Inocentemente. Como sempre, aliás.
Na verdade, o corpo do recém-nascido é muito
escorregadio, por vir besuntado de *vernix caseosa*, essa
gordura espessa e branca que o recobre, às vezes
inteiramente. É para evitar que o bebê escorregue e caia
que o obstetra o segura pelos tornozelos.
Esta maneira de agarrar oferece segurança.
É cômoda.
Cômoda! para *nós*, mais uma vez!
E para a criança?
O que será que ela sente ao ver-se, de repente,
suspensa desse modo?
Uma vertigem enorme.
As pessoas que, em pesadelo, sentem-se cair, de
repente, no vazio, conhecem essa sensação. Ela vem
diretamente daí.
De fato, para compreender todo o horror dessa queda,
desse abismo, é preciso voltar atrás. É preciso retornar
ao útero, ao ventre da mãe.
Nós nos conhecemos tão mal a ponto de ignorarmos
a importância de nossas costas.
Elas estão "atrás". No entanto, somos governados por
elas. Delas dependem nossos humores, tônus e alegria,
tristeza e falta de energia.
A força está "nos rins", o medo "entre as omoplatas".
Nossos estados de "alma" são, na verdade, estados
de nossas costas!

E para compreender o horror do abalo que inflingimos
ao recém-nascido quando, cegamente, fazemo-lo pender
de cabeça para baixo, acima do abismo, é preciso
avaliar o que acontece com suas costas. É preciso medir
o contraste entre "antes" e "agora".

"Antes" é o que foi vivido por esta coluna vertebral,
quando, a duras penas, a criança tentava abrir caminho
para o mundo.

Na verdade, é preciso "voltar" ainda mais atrás.
É preciso retornar ao ventre materno. E aí lembrar o que
viveram as costas do bebê.

16

No ventre da mãe, a vida do bebê se desenrola em
dois tempos. Em duas etapas de igual duração. Que se
opõem como inverno e verão.

A primeira é a "idade de ouro".

Embrião, antes de mais nada, é uma plantinha que
cresce e brota.

Imóvel.

Depois, o embrião se transforma em feto. A planta
torna-se animal. O movimento a invade. Surgindo, de início,
ao nível do tronco e se propagando em direção à periferia.
Para atingir, finalmente, as extremidades.

Agora, o feto muda de posição, tem prazer em
movimentar os membros. Tem o prazer da liberdade.

É, verdadeiramente, a "idade de ouro".

Envolto nas águas, não tem peso. É leve como um
pássaro, ágil e vivo como um peixe.

Sua felicidade, sua liberdade não têm limites. Como
seu reino, cujas fronteiras ele toca, de tempos em tempos.

É que, nessa primeira metade da gravidez, o ovo
(membranas que contêm o feto e as águas onde flutua) cresce
mais depressa que a criança.

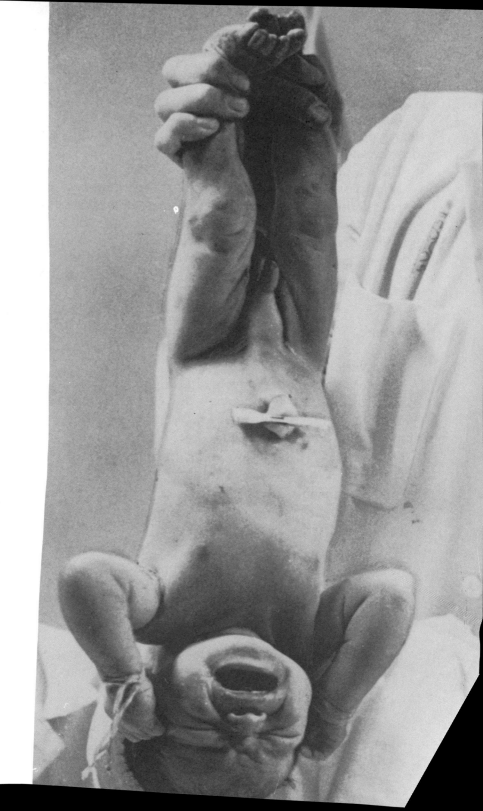

Para o bebê é fácil se desenvolver, já que seu império aumenta mais rápido que ele próprio. Assim, não conhece entraves.

Sim, sua felicidade é ilimitada. E as imagens que temos do bebê nesta fase mostram um rosto completamente descontraído.

Ele é a imagem da serenidade, do êxtase.

Mas, passada a metade da gravidez, tudo muda.

No fundo de sua caverna, o bebê é vigiado pela Lei.

A lei da oscilação universal, que faz com que tudo um dia se transforme em seu oposto.

Até então, o ovo se havia desenvolvido mais rápido que o feto. A criança podia crescer à vontade, seu reino se expandia ainda mais.

Depois da metade da gravidez, ocorre o inverso. A criança continua a se desenvolver e crescer bastante. O ovo que a contém se desenvolve menos.

O calvário vai começar.

Parecerá ao bebê que o fecham. Lentamente, sorrateiramente, em volta dele, o universo se estreita.

O espaço, antes sem fronteiras, torna-se dia a dia mais estreito.

Desaparece o oceano sem limites dos dias felizes do início. Esvai-se a liberdade absoluta.

O espaço infinito se constrange, se estreita . . .

E, um belo dia, o bebê se percebe numa prisão.

E que prisão!

Um cárcere tão estreito que o corpo do prisioneiro toca as paredes, todas ao mesmo tempo. Paredes que se fecham ainda mais! A tal ponto que, um dia desses, as costas da criança e o útero da mãe ficam como que colados.

Por longo tempo o infeliz se recusa a aceitar a situação. Luta, protesta.

Por quê?

Inexoravelmente, a prisão se fecha e o pressiona.

O destino não é implacável?

A criança o aceita.

Como poderia ser de outro modo?
O bebê se dobra, curva a cabeça, faz-se pequeno.
Talvez saiba que nada permanece. Que do maior mal
sai, um dia, outro maior ainda. Que é preciso suportar
com paciência e sorrir na adversidade.
Desejemos-lhe isso.
Na prisão que se fecha cada dia mais, ele
cresce!
Então, ele se enrola. Cerca-se. Humilha-se.
Quando já não pode mais de submissão, de aceitação,
um dia sua infelicidade aumenta.
Um dia, a prisão se anima. Não satisfeita de tê-lo
dobrado, humilhado, ela começa a esmagá-lo, a apertá-lo.
O bebê fica subitamente aterrorizado.
A contração o deixa. Depois retorna. Desaparece
novamente . . . Outra recomeça. Depois outra . . .
Não são fortes, não. Parecem mais uma
brincadeira.
Dessa forma, passado o terror inicial, a criança
se habitua às contrações. Acaba por gostar delas!
Na prisão monótona, a contração, agora, serve para
distrair o bebê.
Ele acaba por esperá-la.
É uma forma de animar sua vida.
Esta "coisa" que antes o apavorava e que lhe mudou
os hábitos agora o atrai.
Quando chega, quando o abraça, ele se entrega a ela.
Distende as costas. E se agita de prazer com o jogo
voluptuoso.
Esses "amores" vão durar um mês inteiro. O último
mês da gravidez, quando aparecem as contrações.
Indolores para a mulher, habituam a criança às
contrações do trabalho de parto, cuja intensidade será
dez vezes maior.
Por ora, são apenas carícias.

17

Até que um dia . . . mais uma vez, tudo muda.
Por que é preciso que nada permaneça?
Um dia o jogo termina.
A onda amada se transforma em tempestade. A amiga,
em fúria . . .
Essa coisa que o abraçava torna-se malvada, ruim.
Ela não o comprime mais, agora o esmaga. Não
abraça mais, sufoca. Não o ama mais, expulsa-o.
Os brinquedos alegres tornam-se odiosos.
O trabalho começou . . . teve início o parto.
Agora, uma força irresistível, desmesurada, louca,
apossa-se da criança.
Uma força cega, que a enlouquece, empurra-a,
força-a para baixo.
Curvar as costas já não adianta. O bebê, esmagado,
aniquilado, dobra-se além do limite possível. Cabeça
baixa, espáduas contraídas, não passa de um bloco de
terror.
A prisão torna-se louca e parece querer o fim do
prisioneiro. As paredes se apertam ainda mais. O cárcere
se transforma em túnel, o túnel em funil!
Com o coração batendo quase a ponto de se romper,
o bebê se lança neste inferno.
O medo não tem mais limites.
Subitamente, transforma-se em furor.
Ébrio de raiva, lança-se contra a parede.
É preciso passar! É preciso abrir caminho!
O bebê é apenas terror e ódio!
Estas paredes! Estas paredes!
É preciso sair! É preciso matar, se necessário . . .
Esta força, esse monstro cego que o esmaga,
que o empurra para fora,
esta parede cega, obtusa, que o retém,
que o impede de passar,
tudo isso é apenas uma coisa: a mãe. Sempre
ela!

Ela o expulsa.
Ao mesmo tempo que o prende, que o impede de passar!
Ela é louca! A ela é que é preciso matar. Porque é ela que se coloca entre a criança e a vida. Nesta luta de morte, neste combate sem perdão, é um ou outro. A mãe ou a criança . . .
O bebê fica como um possesso.
Ébrio de infelicidade e de angústia, só, abandonado por tudo em trevas absolutas, combate com a energia do desespero.
O monstro o empurra mais. E, num refinamento de crueldade, não satisfeito em esmagar, torce.
Para ultrapassar o estreito caminho da bacia, a cabeça do feto, e após ela o corpo, efetua um movimento espiral. De forma que se torce sobre si mesmo.
E a cabeça do bebê . . . Essa cabeça que suporta todo o peso do combate, a ponto de quase entrar nas espáduas, no peito, essa cabeça, como é que ela não estoura?
O bebê está no auge do sofrimento. O esforço é muito grande . . . O fim certamente está próximo. A morte parece inevitável . . .
O pequeno mártir não sabe que, quanto mais as trevas se tornam espessas, mais próxima está a luz.
O monstro, uma vez mais, arroja-se sobre ele.
Então . . .

18

Então, de repente, tudo explode!
O universo estoura.
Não há mais túnel, não há mais prisão, não há mais monstro!
A criança nasceu . . .
Onde estão as paredes? Desapareceram, quebraram-se.
Nada!

O vazio! E seu horror.
Liberdade intolerável.
Onde estou . . .
Tudo me pressionava, me esmagava, mas eu tinha forma.
Minha mãe, minha prisão maldita, onde estás?
Só, não sou nada senão vertigem.
Retoma-me! Abriga-me. Esmaga-me, aperta-me,
destrói-me.
Mas que eu seja.

19

A criança está tonta de angústia. Pela simples
razão de que, de repente, nada mais apóia suas costas.

E é nesse paroxismo de confusão, de desespero e
dor que, apanhada pelos pés, é suspensa no vazio!

A coluna vertebral, que foi apertada, dobrada,
pressionada, torcida até o máximo, é desdobrada de
um só golpe!

A cabeça que suportava, só, o peso de tanto esforço
a ponto de quase entrar no corpo da criança, agora
balança e se agita no vazio.

Enquanto, para acalmar este oceano de terror, de
pânico, seria preciso apertar, manter junto, reunir.

Da mesma forma que se comprime a atmosfera em torno
do mergulhador que sobe muito rapidamente à
superfície.

Se quiséssemos mostrar à criança, logo de entrada,
que caiu num mundo que ignora tudo a seu respeito, um
mundo de crueldade, de ignorância e de loucura, de que
outra forma deveríamos proceder?

20

Onde é colocado o pequeno mártir? Ele, que acaba
de vir do calor, da ternura das entranhas?
Sobre um prato de balança!
Aço, — dureza, frieza de gelo. Frieza que queima
tanto quanto fogo!
Um sádico faria melhor?
Os gritos redobram.
A alegria da assistência também.
Principalmente quando a balança registra um peso
imponente.
A quantidade . . .
"Ouçam, ouçam como ele grita!" diz a mãe
extasiada. Maravilhada de que uma coisinha tão pequena
faça tanto barulho!
. . . A criança é retomada.
Sempre pelos pés, cabeça pendente.
Nova vertigem, novo horror.
É colocada. Sobre qualquer canto da mesa, entre
tecidos.
É abandonada. Sempre gritando.
É o fim de tudo?
Não, ainda é preciso cuidar de seus olhos. Colocar
gotas.
O bebê se defende.
As pálpebras são abertas à força.
Pingam-se algumas gotas de um líquido que
queima . . .

21

Afinal, o bebê sozinho.
Abandonado por todos e por tudo, perdido num
universo tão hostil quanto incompreensível. Ele não

pára de tremer de terror, de tossir, de sufocar-se.
Adquiriu de tal forma o hábito da infelicidade
que não espera outra coisa.
Se alguém se aproxima, treme ainda mais.
Fugir, fugir!
As pernas se agitam para levá-lo para longe.
Ninguém se importa.
A fuga é impossível. Mas . . . não há mais prisão.
Vemos então essa coisa extraordinária: sem lágrimas,
sem fôlego, sem dores, o bebê foge.
Não para longe: as pernas se recusam a ajudar.
Mergulha em si mesmo.
Dobra-se.
Embola-se, enrosca-se.
Puxa para si as pernas, os braços. Retoma a
posição fetal.
Volta, simbolicamente, ao útero.
Esmagado pelo horror do mundo, retorna ao paraíso.
Volta, com sua postura, ao seio materno.
Retoma a atitude da felicidade passada.
Recusa-se a nascer. Volta a ser feto.
É de novo prisioneiro.

22

Agora está calmo.
Mas não por muito tempo!
Novamente o pegam. Vestem-no.
Com coisas estreitas, apertadas, rudes, grosseiras.
Mas que são tão bonitas! Que "parecem tão bem"! Que
agradam tanto à mamãe. À família. E aos amigos.
Mais uma vez o bebê protesta, explode em soluços
redobrados. Chora e grita.
Chora por muito tempo. Até o fim de suas forças,
que são grandes.

Quando não pode mais, quando chegou ao limite,
desaba.
Penetra no sono.
Seu único refúgio.
Seu único amigo.

23

Isto é nascer.
É o suplício, o calvário, o massacre de um
inocente que não sabe nem falar.
Pensar que de um tal cataclismo não fiquem
marcas é muita inocência!
As marcas são visíveis: na pele, nos ossos,
no ventre, nas costas,
   na loucura,
   em nossas loucuras, em nossas torturas, em nossas prisões,
   nas lendas, nas epopéias,
   nos mitos.
As escrituras são algo mais que esta abominável
odisséia?

II

"A resposta está na pergunta."

1

Tudo isso é terrificante, desanimador. Ficamos
quase sem esperança.
Sem esperança para com a criança.
"Como preparar o bebê no ventre da mãe . . .?
É preciso, com finos eletrodos . . ."
Não. A criança não precisa ser preparada. Nós é
que precisamos.
Se fazemos questão de tanta cegueira, de tanta
incompreensão, para não dizer mais, no modo como
recebemos os recém-nascidos, como admirar que o mundo
seja . . . o que é?
Mas fiquemos no nascimento.
Vejamos de que modo, simplesmente com um pouco
de inteligência, muitas coisas podem ser mudadas.

2

Há, no nascimento, um paradoxo perturbador: a
criança sai de uma prisão insuportável, está livre
e . . . grita!
É o que acontece, aparentemente, a prisioneiros
que são postos em liberdade. Esta liberdade, com

que sonharam por tanto tempo, os embriaga, os põe em pânico. E eles lamentam a ausência das grades. Por bem ou por mal, inconscientemente, se conduzem de forma a reencontrá-las.

Isto não acontece com bebê. Ele grita, sufocado pela liberdade.

Seria o caso de se dizer a ele:

"Mas afinal, você é louco! Está aí nesse desespero, quando devia se alegrar! Agora você pode se estirar, se divertir, e chora!? Abra os olhos. Veja se entende o que está acontecendo. Conheça, afinal, seu reino e sua felicidade."

Esta confusão é absolutamente estúpida . . .

É preciso que o bebê compreenda. É preciso fazê-lo ouvir a voz da razão.

Razão! Isso não é para a idade dele. E, mesmo mais tarde, é uma linguagem que convence pouco.

E então? Como dizer ao bebê . . .

Dizer não é bem o termo.

É preciso falar ao bebê na *sua* linguagem. A linguagem anterior às palavras. Antes de Babel, da grande confusão. A linguagem do paraíso perdido.

Ainda mais? É preciso falar por gestos, por mímica, como a um estrangeiro?

É preciso ir mais longe, retroceder ainda mais. É preciso reencontrar a língua universal. É preciso falar de amor.

Falar de amor ao recém-nascido!

Isso mesmo! Falar de amor! Não é essa a língua que toda a natureza fala?

Para se fazer entender pelo recém-nascido, é preciso falar a linguagem dos amantes.

De amantes!

É, de amantes.

E os amantes, o que é que dizem?

Eles não falam, se tocam.

São tímidos, pudicos. Para se tocarem, se acariciarem, é no escuro que se amam. Apagam a luz. Ou simplesmente fecham os olhos.

Refazem a noite em torno de si. A noite dos
outros sentidos. Para serem apenas tato.
Nas trevas reencontradas, se apalpam, se
sentem, se roçam.
Abraçam-se.
Refazem à sua volta a querida, a velha prisão.
Não fazem nenhum barulho.
As palavras são inúteis.
Ouvem-se apenas gemidos de prazer.
As mãos falam. Os corpos compreendem. E as
respirações se misturam, explodem de alegria.
É disso que o recém-nascido precisa. Isso
ele compreende. É assim que se fala com ele. Pelo
tato, pelas carícias. Pela respiração . . .
Mas não vamos nos precipitar. Avancemos passo a
passo.
E, como aluno que executa escalas e toca as notas
uma a uma, bem destacadas, antes de se deixar levar,
um dia, pelo êxtase da música, vejamos, sentido após
sentido, como agir para não aterrorizar a criança que
chega ao mundo.

3

As coisas, na realidade, são muito simples.
Comecemos pela visão.
Vamos fazer como os amantes: coloquemo-nos no
escuro.
Nossa atenção e a sensibilidade de nossas mãos
aumentarão. Mas, principalmente, os olhos da criança
não serão ofendidos.
Lógico que é preciso ter cuidado com a mãe, para
evitar que ela se dilacere quando sai a cabeça do bebê.
Mas lâmpadas cialíticas e projetores são desnecessários.

E, de qualquer forma, uma vez saída a cabeça e desaparecida a inquietação por causa do períneo, deve ser conservado apenas um tênue foco de luz. É o bastante. Além disso, na penumbra, a mãe disitnguirá vagamente os traços do bebê. Tanto melhor. Os recém-nascidos são quase sempre feios. Pelo menos parecem. Muito feios mesmo, de tal forma são desfigurados pelo pavor.

É melhor que a mãe não veja seu filho assim. Ficaria magoada com isso. Só poderia exclamar: "Meu Deus, como é feio!" Poderia pensar isso.

O bebê acabaria ofendido, de uma forma ou de outra.

É melhor que a mãe descubra seu filho tocando-o primeiro.

Que o sinta antes de ver.

Que perceba a vida quente, palpitante. Que se emocione através das mãos, da carne. E não através de um julgamento.

Que abrace o bebê em vez de olhá-lo.

Terá muito tempo para vê-lo, mais tarde. Quando ele tiver adquirido sua verdadeira fisionomia.

No momento, que se contente em falar com ele, em tranqüilizá-lo, tocando-o.

Ambos, mãe e filho, só têm a ganhar com esse primeiro encontro na quase obscuridade.

Quem mais ganha com isso são os olhos do bebê, que são poupados da queimadura pela luz.

Quanto à visão, é apenas isso.

4

Agora os ouvidos.

Nada mais simples: basta fazer silêncio.

Simples? Mais difícil do que parece.

Somos naturalmente faladores. E quando a boca

fica fechada, o monólogo interior vai bem.
Além disso, ficar em silêncio ao lado de outra
pessoa é uma experiência angustiante.
Fazer silêncio, estar atento ao *outro,* escutar,
perceber além das palavras, é fruto de esforço.
É preciso se preparar. Treinar.
E compreender porquê.
As primeiras mulheres que deram à luz em silêncio
ficaram tão abaladas que vale a pena contar.
Já no final do trabalho e da expulsão, falávamos
pouco e em voz baixa para não perturbar a paz que se
instalava e preparar um clima propício para receber a
criança. Mas, uma vez saído o bebê, não pronunciamos
mais uma palavra.
Se fosse preciso, de vez em quando, dizer alguma
coisa, dar uma ordem ou uma indicação, era em voz quase
inaudível, sussurrada. Para não perturbar os primeiros
instantes do recém-nascido.
Essa maneira de agir, completamente natural e, por
isso mesmo, tão surpreendente, pegava-as de tal forma
de surpresa que deixavam-se tomar pelo pânico.
Para a criança, ao invés de berrar como de costume,
era suficiente, depois de dois ou três fortes gritos,
respirar vigorosamente. De modo que, nesse intenso silêncio,
as mulheres ouviam . . . que não ouviam a criança gritar!
Os olhos revelavam imediatamente surpresa e angústia!
Deslocando-se de um a outro dos assistentes, estavam cheios
de interrogações!
De repente, não se contendo mais, o coração se libertava:
"E por que meu filho não grita?!"
Era perturbador. Assombroso. Pungente . . .
"E por que meu filho não grita?!"
Era o grito desolado de uma criança, de quem se tira
o brinquedo!
"E por que meu filho não grita?!"
Havia nessa exclamação tanta surpresa, tanto pesar,
tantas reivindicações que ficávamos estupefatos. Tanto

se ouviu que "é preciso" que a criança grite.
Tanto "nascimento e sofrimento" estão inconscientemente unidos no espírito. Tanto os gritos dos recém-nascidos fazem parte das coisas intocáveis.
Que dizer? Que responder?
Essas mulheres não tinham sido prevenidas, preparadas para o sentido desse silêncio.
Somos tão desnaturados que uma coisa verdadeira, simples, nos pega desprevenidos, nos deixa estupefatos.
"Meu filho não está vivo", continuava a voz desolada.
Era ridículo e lamentável.
"Seu filho está bem", dizíamos, enquanto, com um gesto, convidávamos a mulher a baixar a voz. Sempre para poupar os ouvidos do bebê.
Nossa voz sussurrada assustava ainda mais a coitada!
"Ele morreu! Meu filho morreu!", exclamavam, entoando a velha ladainha.
Morreu? Elas tinham seu filho sobre o ventre, inquieto, agitado.
"Vamos!", dizíamos, "os mortos não se mexem. E você sente bem como seu filho se mexe. Você sente como ele está contente."
Isso era dito sempre em voz baixa, infelizmente!
Como fazer a felicidade da mãe e do filho . . .!
Experimentamos então, um pouco tarde, é verdade, explicar o porquê desse silêncio, o respeito pelo bebê, o cuidado com seus ouvidos, a atenção para não assustá-lo com as explosões de voz. Experimentamos dizer à mulher que não é mais necessário sofrer e berrar para vir ao mundo, que não é fatal ter que passar por um calvário para dar à luz. Não adianta. A explicação chega muito tarde. As mulheres não acreditam nos próprios ouvidos!
Nossas explicações não convenciam. Os olhos permaneciam cheios de dúvidas. De temores!
Mas acabavam por se acalmar.
"Seu filho vai indo muito bem", voltávamos a dizer, para encorajá-las.
"O senhor acha?", perguntavam.

Num tom de completa incredulidade!
Para ser justo, é preciso dizer que uma criança que,
no nascimento, após um ou dois gritos, começa a sussurrar,
que boceja, que se espreguiça,
e entra na vida como se saísse de um sonho maravilhoso,
é surpreendente.
É tão imprevisto e perturbador para quem não está
habituado com isso, quanto uma mulher que dá à luz com
um sorriso, sem nenhum grito, com o semblante radioso.
Tudo isso para dizer que as mulheres devem estar
preparadas.
Não condicionadas! Ao contrário. É preciso que estejam
despertas, conscientes.
Mas é preciso que compreendam. É preciso que saibam
que a criança ouve, que seus ouvidos são sensíveis. Que
podem ser feridos facilmente.
Desde já, é preciso que aprendam a amar a criança
pelo que representa em si mesma. Não por elas.
O bebê não é um brinquedo, um enfeite. É um ser
que lhes é confiado.
Pudessem as mulheres compreender e sentir:
"Sou *sua* mãe."
e não
"É *meu* filho."
Entre os dois há um mundo.
E todo o futuro da criança.

5

A aprendizagem do silêncio, indispensável para as
mulheres, é da mesma forma para os que fazem o parto:
obstetras ou parteiras.
Fala-se muito na sala de parto. As exortações:
"Vamos, força! força!" raramente são pronunciadas em
voz baixa.
É uma grande pena.

Os gritos perturbam as mulheres em vez de
ajudá-las. Falando quase em voz baixa, o obstetra
as descontrai. Dessa forma, auxilia-as mais do
que gritando.
  É preciso que os membros da equipe também
participem da escola do silêncio. Que se preparem
para receber o bebê dignamente.

6

Escuridão, ou quase, silêncio . . .
A paz se instala, profunda, sem que cheguemos
a perceber.
  E se instala também o respeito com que deve
ser acolhido o mensageiro que chega, o bebê.
Em uma igreja não se grita. Instintivamente
baixamos a voz. Se existe um lugar santo, é aqui.
  Escuridão, silêncio, o que mais é preciso?
Paciência. Ou, mais exatamente, o aprendizado
de uma extrema lentidão. Próxima da imobilidade.
  Sem a possibilidade de chegar a essa lentidão,
não se pode esperar sucesso. Não podemos nos
comunicar com o bebê.
  Aceitar essa lentidão, penetrar nela, retardar-se
é ainda um exercício, exige uma preparação.
  Tanto para a mulher como para os que a assistem.
  Para ter sucesso, é preciso compreender, mais
uma vez, o mundo estranho de onde vem o bebê.
  Ele avançou centímetro por centímetro, talvez
menos, em sua descida para o inferno. Com movimentos
que, tendo cada vez menos amplitude, armazenavam cada vez
mais força, acumulando, aos poucos, uma energia
considerável.
  Sem fazer a experiência dessa extrema lentidão no
próprio corpo, impossível compreender o nascimento.
Impossível encontrar o recém-nascido.

Para que esta compreensão e este encontro se façam, é preciso sair do tempo. Sair de *nosso* tempo. Do hábito, do gosto todo pessoal que temos de senti-lo passar, de sua duração precipitada.

Nosso tempo e o tempo do recém-nascido são quase inconciliáveis.

Um é de uma lentidão próxima da imobilidade.

O outro, o nosso, é agitação próxima do frenético. Além disso, nunca *estamos aqui*. Estamos sempre em outro lugar. No passado, nas lembranças. No futuro, nos projetos. Estamos sempre antes ou depois. Nunca no *agora*.

Para encontrar o recém-nascido, é preciso sair do nosso tempo, que corre furiosamente.

Isto parece impossível.

Como sair do tempo, de suas ondas furiosas?

Muito simplesmente.

É preciso *estar aqui*.

Estar aqui, como se não existisse mais futuro, ou *depois.* A simples idéia de que as coisas terminam, que um outro encontro nos espera, é suficiente para alterar tudo.

É preciso "estar aqui" como no fim dos tempos.

E é o fim dos tempos. Porque este é o começo.

Uma vez mais, tudo é muito simples. E, aparentemente, impossível.

Como conciliar o inconciliável, fazer com que o zero e o infinito se encontrem?

Com uma atenção apaixonada.

O observador descobre o recém-nascido, que na verdade nunca tinha visto. E experimenta tal surpresa . . . que esquece tudo. Ele mesmo, inclusive.

Ele desaparece!

Não há mais observador.

Há apenas a criança.

A velha, a eterna e ilusória divisão entre observador e coisa observada desaparece.

Resta apenas o bebê que é contemplado. Não com o que sabemos a seu respeito, que aprendemos, que nos

disseram, que lemos. Contemplamo-lo tal como ele é.
Olhamos para ele. Ou melhor, deixamo-nos invadir
por ele. Sem referências. Sem juízos prévios. Em toda a
inocência. Em toda a novidade.
Tornamo-nos *ele*.
O obstetra transformou-se no recém-nascido.
Reviveu sua obsessão, reviveu seu nascimento.
Reencontrou a pureza.
Sem o saber, saiu do tempo.
Está, com a criança, no limiar da eternidade.
Mas acho que estou voando, avançando demais . . .
Vamos esperar pela criança.

7

Vejamos.
Tudo está pronto: penumbra, silêncio, recolhimento.
O tempo parou.
A criança pode chegar.

8

Aí está ele!
Começa a sair . . . Primeiro a cabeça. Depois os braços,
que ajudamos a desprender introduzindo um dedo sob
cada axila.
Sustentando o bebê dessa forma, vamos içá-lo
tal como se tirássemos alguém para fora de um poço. Não lhe
tocamos a cabeça! E o deitamos diretamente sobre
o ventre da mãe.
Que jeito melhor para receber a criança? O ventre da
mulher tem a forma e o tamanho exato do bebê.
Dilatado momentos antes, vazio agora, parece esperar,
como um ninho, a criança.

Além disso, a tepidez, a maciez, faz com que suba e desça ao ritmo da respiração, a doçura, o calor vivo da pele, tudo faz do ventre da mãe o melhor lugar para colocar o bebê.

Finalmente, e isto é muito importante, a proximidade permite que o cordão umbilical se conserve intacto.

9

Cortar o cordão logo que a criança sai do ventre materno é um ato de grande crueldade. E cujos efeitos são mal avaliados.

Conservá-lo intacto enquanto pulsa, transforma o nascimento.

Obriga, em primeiro lugar, o obstetra a ser paciente. É convidá-lo, bem como a mãe, a respeitar o ritmo da criança.

Na verdade, é bem mais que isso.

Já dissemos, o ar, ao penetrar nos pulmões, provoca como que uma queimadura.

Porém, há mais.

A criança, antes de nascer, vivia na unidade.

Não fazia qualquer distinção entre o mundo e ela mesma, pois fora, dentro, era tudo a mesma coisa. Ignorava os contrários. Não sabia nada sobre frio, por exemplo. Frio, que é simplesmente o oposto do calor. A temperatura do corpo do bebê, a mesma do corpo da mãe, estritamente a mesma, o impedia de perceber diferenças ou separações.

Antes do nascimento, portanto, não existia nem interior nem exterior, nem frio nem calor.

Ao chegar ao mundo, o recém-nascido cai no reino dos contrários, onde tudo é bom ou mau, agradável ou desagradável, tolerável ou intolerável, seco ou molhado . . . Ele descobre esses opostos, tão inseparáveis quanto irmãos inimigos.

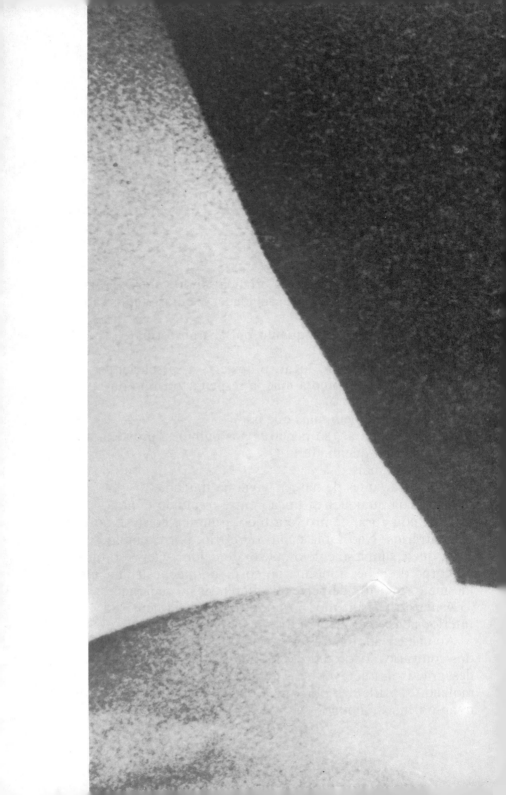

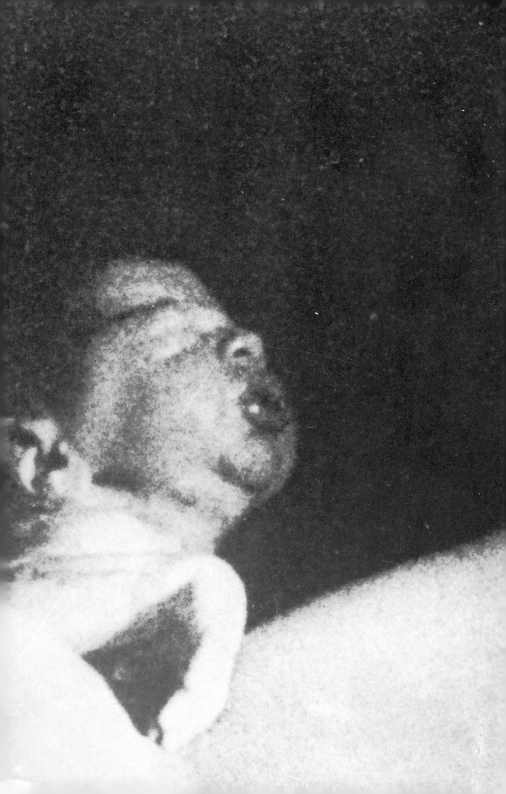

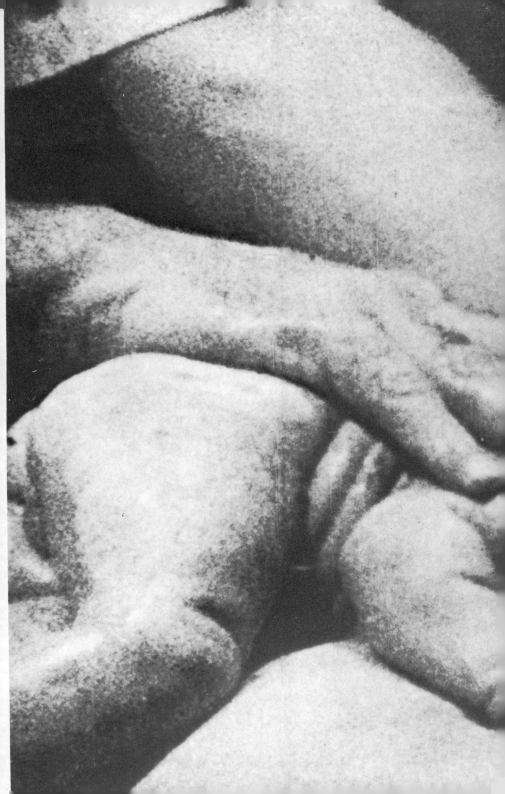

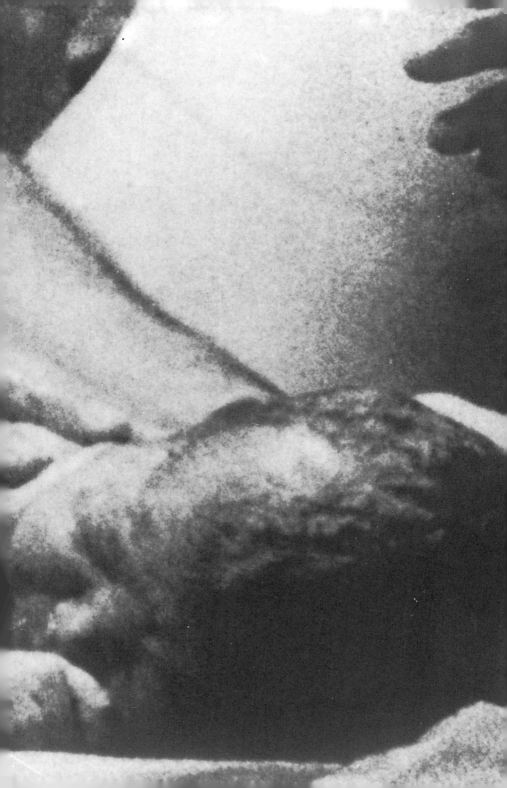

E como a criança entra neste reino de contrários?
Pelos sentidos? Não. Isto vem apenas mais tarde.
É pela respiração que a criança entra no reino dos
opostos. Respirando pela primeira vez, ultrapassa uma
fronteira. E entra.
Inspira. E desta inspiração nasce seu contrário,
a expiração. Que por sua vez . . .
Está lançado para toda a vida nesta interminável
oscilação, o próprio princípio deste mundo onde tudo
não passa de respiração, de balanço, onde tudo,
eternamente, nasce de seu contrário, o dia da noite,
o verão do inverno, a pobreza da riqueza,
a força da humildade.
Sem fim, sem começo.

10

Respirar é ficar em uníssono com a criação, é estar
de acordo com o universal e sua eterna oscilação.
De uma forma bem mais simples, é absorver oxigênio
e expelir resíduos. Gás carbônico essencialmente.
Mas nesta simples troca dois mundos se encontram,
se aproximam um do outro, tentam misturar-se, tocar-se:
o mundo interior e o mundo exterior.
Dois mundos, agora separados, tentam reencontrar-se,
unir-se: o de dentro, do organismo, o pequeno eu e o
vasto mundo.
Nos pulmões chegam o sangue que sobe das profundezas
e o ar que vem de cima.
Este ar, este sangue, afluem um para o outro, ávidos
por misturar-se.
Mas não podem, pois estão separados por uma parede,
a fina membrana dos alvéolos.

E um e outro *suspiram* após perder a unidade.

O sangue, portanto, chega aos pulmões sombrio, esvaziado
de oxigênio, pesado de resíduos, gás carbônico e outros,
que o tornam velho, sem forças, moribundo. Nos pulmões,
vai se desembaraçar do cansaço, recarregar-se de energia
e juventude.
Transfigurado por esta passagem pela Fonte da
Juventude, volta a partir, vivo, rico e vermelho. Mergulha
novamente nas profundezas, distribui suas riquezas.
Enche-se, mais uma vez, de dejetos. Retorna ao pulmão,
regenera-se . . . E o ciclo continua, indefinidamente.
Quanto ao coração, anima o movimento, enviando o
sangue regenerado para os tecidos que precisam dele,
ao longo do que se chama grande circulação. Enquanto
reenvia, em movimento oposto mas sincrônico, o sangue
velho e usado para a Fonte da Juventude, os pulmões. Ao
longo do que se chama pequena circulação.
Grande circulação pelo comprimento dos trajetos que
conduzem o sangue do coração aos limites do reino: cabeça,
extremidades dos membros, vísceras.
Pequena circulação pela brevidade do trajeto que
conduz o sangue do coração aos pulmões e o reconduz ao
primeiro.
Como as coisas se passam para o feto, cujos pulmões
ainda não funcionam?
O sangue do feto tem necessidade, como o nosso, de
se regenerar.
Para fazê-lo, recorre à placenta. Placenta que,
entre outras coisas, faz as vezes de pulmão.
O sangue chega e sai por meio do cordão constituído
apenas por três vasos, uma veia e duas artérias com um
invólucro.
O sangue se regenera na placenta, não em contato com
o ar, mas em contato com o sangue da mãe e este,
nos pulmões da mulher . . . E assim por diante.
A mãe respira pelo bebê. Da mesma forma, come por ele,
carrega-o, abriga-o. Dorme, sonha. Faz tudo por ele . . .

A criança, antes do nascimento, não está numa dependência absoluta?

Por ocasião do nascimento, o que acontece? Uma aventura extraordinária, uma agitação, uma revolução: o sangue que, até então, ia pelo cordão umbilical, aventura-se através dos jovens pulmões!

Deixa a velha estrada, a via familiar. Abandona o caminho da mãe.

Ao respirar, ao oxigenar o sangue por seus próprios pulmões, a criança assume a si mesma.

E proclama:

"Mulher, já não tenho mais necessidade de ti!

"Entre mim e minha Mãe onde buscavas a vida para mim e para ti, não há mais intermediários. Já não quero tua ajuda!

"Bebo hoje, sozinho, a própria Vida."

É isso que a criança proclama ao respirar.

É apenas um primeiro passo. Para tudo, menos para o ar, a criança depende totalmente da mãe.

Mas é a direção o que importa.

Respirando, a criança toma o caminho da independência, da autonomia, da liberdade. Ao mesmo tempo que salta da eternidade para o tempo. E da continuidade para a oscilação.

Mas o sangue abandona de modo imediato e rude o velho caminho cordão-placenta? Isto acontece de repente? Lança-se como um louco nos pulmões?

Depende.

E aí está toda a questão.

Essa passagem pode se fazer lentamente, com doçura, ou de modo brutal, em pânico e terror; e o nascimento se torna um despertar tranquilo . . . ou se transforma em tragédia.

11

A natureza não dá saltos, costuma-se dizer.
O nascimento é um salto. É uma mudança de mundo, de
nível.
Como resolver a contradição? Como a natureza
se prepara para tornar mais suave uma passagem que
se anuncia rude?
Muito simplesmente.
A natureza é mãe severa mas amorosa. Nós desconhecemos
suas intenções. Depois a censuramos.
No que se refere ao nascimento, tudo está
em condições para que o salto, a aterrissagem, se faça
com a leveza desejada.
Insiste-se, com justiça, no perigo que a criança
corre ao nascer. Este perigo é a cianose.
A cianose é a falta do precioso oxigênio, especialmente
necessário ao sistema nervoso.
Se a criança sofrer falta de oxigênio, ocorrerão
danos irreparáveis para o cérebro. E será uma pessoa
marcada para o resto da vida.
Assim, ao nascer, a criança não deve, de maneira
nenhuma, sofrer falta de oxigênio. Nem por um instante.
É o que nos dizem os sábios.
A natureza tem exatamente a mesma opinião sobre
o assunto.
Tanto que dispôs as coisas de tal forma que,
durante o nascimento, a criança seja oxigenada duas
vezes em lugar de uma: pelos pulmões e pelo cordão.
Dois sistemas funcionando juntos, um suprindo as
falhas do outro: o antigo, o cordão, continua a
oxigenar a criança até que o novo, o pulmão, assuma
plenamente a tarefa.
A criança, logo que nasce, que sai da mãe,
permanece ligada a ela pelo cordão que continua
a pulsar vigorosamente por longos minutos. Quatro,
cinco, às vezes mais.
Oxigenada por este cordão, livre de cianose, a

criança pode, sem perigo e sem choques, acomodar-se
à respiração. À sua maneira. Sem precipitação.
O sangue, por outro lado, tem calma para
deixar seu antigo caminho (que levava à placenta) e para
assumir, progressivamente, a circulação pulmonar.
Durante esse tempo, paralelamente, um orifício
se fecha no coração, obturando definitivamente o
caminho do passado.
Em suma, durante quatro ou cinco minutos,
em média, o recém-nascido permanece suspenso
entre dois mundos. Oxigenado por dois lados, passa
de um a outro progressivamente, sem brutalidade. E o
ouvimos chorar muito pouco.
O que foi preciso para conseguir o milagre?
Apenas um pouco de paciência. Apenas não fazer
nada bruscamente. Saber esperar. Saber dar à
criança tempo para instalar-se.
Lógico que é necessário treinamento. Do
contrário, como ficar cinco longos minutos sem
fazer nada? Quando tudo nos impele em sentido contrário,
a distração, os automatismos, o hábito. E nossa
eterna impaciência.

12

Para a criança, a diferença é imensa.
O fato de cortar ou não, imediatamente, o
cordão umbilical, muda por completo a maneira como
se estabelece a respiração. E portanto, o próprio
gosto da vida.
Se o corte é feito logo após a saída do bebê,
o cérebro será brutalmente privado de oxigênio.
O sistema de alarme funciona. Todo o organismo
reage. E a respiração se inicia como resposta à
agressão.
Tudo, na mímica da criança, na agitação

72

frenética de seu corpo, no tom de seus gritos, mostra
a dimensão do pânico, dos esforços que faz para
escapar.

Chegando à vida, encontra a morte. E é para
escapar que se lança à respiração. Respirar, para a
criança, é horrível, é o pior que pode acontecer.

Aí está o primeiro reflexo condicionado que
une para sempre respiração e angústia. Deixar a mãe . . .
e encontrar a morte!

Admirável início de vida!

A criança chega à margem como alguém que escapa
de um naufrágio. Desperta para o mundo como se
acordasse de um pesadelo.

Por outro lado, faz a primeira experiência de
escolha, um privilégio do homem.

E o que oferecemos ao bebê como primeira prova?
Morrer queimado ou afogado!

Se respira a plenos pulmões, como o forçamos,
cortando imediatamente o cordão, o fogo o invade.

Se não respira, se luta contra as chamas, enfrenta
a asfixia, o afogamento, com toda sua angústia.

E que angústia! Qualquer um pode facilmente sentir-lhe
o gosto, a dimensão: basta tapar a boca e o nariz.

Trinta segundos, não mais, chegam para que o coração
enlouqueça, que o pânico . . .

Não é preciso insistir.

13

Como ficam as coisas quando nos abstemos de intervir
e conservamos o cordão?

Duplamente oxigenado, o cérebro do bebê não sente,
em nenhum momento, falta de oxigênio. Nada faz funcionar
o sistema de alarme.

Nem agressão, nem cianose, nem pânico, nem
angústia.

Uma passagem lenta e progressiva de um estado a outro.
O sangue, por seu turno, muda de rota sem problemas.
Os pulmões não são forçados em nenhum momento. Nem
externa nem internamente.
Quando a criança nasce, lança um grito. A caixa
toráxica, até então comprimida ao extremo e bruscamente
não mais bloqueada, abre-se. Um vazio se criou.
O ar penetrou nela. É a primeira inspiração.
Que é um ato passivo.
É também uma queimadura.
Ferida, a criança responde expirando. Expulsa
o ar furiosamente. E grita.
De repente, então, tudo cessa.
Como que estupefata por tanta dor, a criança pára.
Acontece, às vezes, que antes dessa pausa o grito se repita
duas ou três vezes.
Diante da pausa, a nossa aflição. E, habitualmente,
palmadas, flagelação, castigo . . .
Mais esclarecidos e controlando nossos impulsos,
confiantes na natureza e nas potentes batidas do cordão,
ficamos sem intervir. E vemos . . . a respiração
reiniciar por si mesma.
De início, hesitante, prudente, entrecortada.
A criança, oxigenada pelo cordão, ganha tempo.
E, da queimadura, experimenta justamente o suportável.
Pára novamente. Recomeça. Habitua-se, respira
profundamente. E logo adquire prazer pelo que,
de início, a havia ferido tão cruelmente.
Em pouco tempo, a respiração é plena, ampla,
livre, alegre.
A criança lançou, ao todo, um grito. Ou dois. Ou
três. Depois se ouve apenas seu suspiro intenso,
potente, perturbador, marcado por pequenos gemidos,
breves, que são exclamações de surpresa, transbordamentos
de energia. Um pouco como os *han* que fazem os lenhadores,
os lutadores.
Ao suspiro se misturam os barulhos que faz o bebê
com os lábios, o nariz, a garganta.
Muitas coisas, em suma. Toda uma linguagem.

Mas nunca gritos de terror. Jamais gritos de
desespero, de agonia, de histeria.
Quando uma criança vem ao mundo, é preciso
que grite.
Sem dúvida nenhuma.
Por que é necessário que soluce?

14

A criança, sentindo prazer nessa experiência
nova, esquece sem problema o mundo que acabou de deixar.
Sem um olhar para trás. Sem remorsos.
O bebê nasce como se saísse de um sono feliz.
Por que se agarrar ao passado se está tão
bem em seu novo presente?
Então, quando enfim o cordão cessa de bater,
é cortado.
Na verdade, não se corta nada. É um laço
morto que cai por si mesmo.
A criança não foi arrancada da mãe. Uma e outra
simplesmente se separaram.
Quando, mais tarde, a criança der os primeiros
passos, aventurando-se no mundo sobre dois pés, a mãe
lhe oferecerá o apoio da própria firmeza.
A criança, frágil ainda sobre as pernas, encontrará
apoio na mão da mãe. Deixa-a, pega-a, torna a deixá-la.
Até que um dia, finalmente firme sobre as próprias
pernas, esquece o apoio, a mão que continua à disposição,
estendida, por muito tempo.
A mão pode agora desaparecer. A criança não
precisa mais dela.
Existiria mãe capaz de retirar a mão quando a
criança ainda não estivesse firme? Pensaria em apressar
os progressos só para lhe dar o gosto de parar de pé?
Talvez lhe causasse tal aversão que ela nunca mais quisesse
usar as pernas!

Acontece o mesmo em relação ao cordão umbilical.
Por meio dele, a mãe acompanha os "primeiros passos" do
bebê no mundo da respiração. Respira ainda para ele
até que esteja solidamente instalado em seu novo
domínio.
Cortar o cordão ao primeiro grito é o mesmo que retirar
a mão aos primeiros passos.

15

Como é preciso respeitar esse momento frágil, o instante
do nascimento!
A criança está entre dois mundos. Em uma fronteira.
Ela hesita. Não faça as coisas bruscamente. Não a
empurre. Deixe-a entrar.
Que momento. Que coisa estranha! Este pequeno ser
que não é mais um feto não é ainda um recém-nascido.
Não está mais na mãe, deixou-a. E ainda respira
por ela.
É o instante em que o pássaro corre, asas abertas,
e de súbito, apoiando-se no ar, voa.
Quando deixou a terra, quando decolou? Não se sabe.
Da mesma forma que não se pode dizer quando a maré
montante começa a descer.
Momento intangível, impalpável, instante do nascimento,
em que a criança deixa a mãe . . .
Esse momento frágil, imperceptível, não toquemos
nele com mãos grosseiras, sem compreender.
Deixemos mais para a criança. Deixemos que ela aja.
Somos rústicos. Não entendemos nada dos
mistérios.
A criança vem do mistério. Ela sabe.
Vejamos, ela chega à praia. As ondas ainda a carregam.
E a colocam um pouco mais acima, sobre a margem.
Para finalmente abandoná-la.
Está livre. E sufocada por isto.

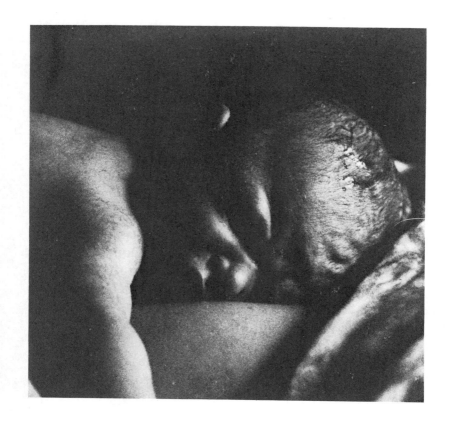

Não a perturbe. Deixe. Deixe que faça
alguma coisa. Dê-lhe tempo.
O sol se levanta de repente?
Não existe, entre dia e noite, a alba incerta, e
a lenta, majestosa glória da aurora?
A lentidão e gravidade do nascimento não devem ser
tocadas.
Esse momento miraculoso, que nos escapa, é como o
fim de um sono: dormimos. E, de súbito, percebemos:
"Ah! vou acordar."
Estamos também entre dois mundos.
Um pé se retarda e permanece no jardim dos sonhos.
O outro toca a borda do leito!

Até quando?
Como saber? Está além do Tempo.
É deste "jardim do além" que a criança
chega.

16

O resto são detalhes.
Depois que a respiração se instala, tudo está
dito, tudo está feito. E tudo saiu bem. Ou falhou. Para sempre.
Mas os detalhes, como sempre, não são sem importância.
Como colocar a criança sobre o ventre da mãe? De lado,
de bruços, de costas?
Nunca de costas! Assim a coluna seria esticada
bruscamente. E ela demorou tanto para se curvar . . .
As energias que acumula seriam liberadas com tal
força, tal violência, que sua liberação repentina seria
intolerável.
Mais uma vez, é preciso deixar a criança desdobrar
a coluna e ajeitar as costas como preferir.
Pois cada bebê já chega com seu próprio caráter,
com seu temperamento.
Há os que, logo após o nascimento, se esticam
vigorosamente, se arqueiam, espicham os braços diante de si.
São crianças fortes. Instalam-se nos novos domínios
como reis.
Sua coluna se esticou de um golpe, assim como um
arco potentemente envergado lança a flecha.
Acontece também que, abalados com a violência do
choque, espantados com a própria audácia, voltam atrás e
dobram-se, fecham-se.
Outros, de início enrolados, abrem-se progressivamente.
Com muita prudência, aventuram-se e se abrem.

O melhor é colocar a criança de bruços, com as pernas e os braços dobrados sob o corpo. É a posição antiga, familiar. E deixa, da melhor maneira, o ventre respirar. Permite também que a criança evolua à vontade, descontraindo-se, abrindo-se, estirando-se, alongando-se.

Por outro lado, colocando a criança de bruços, vemos suas costas, podemos observar como respira.

Na verdade, a descontração da coluna vertebral, o alargamento das costas e o início da respiração fazem parte de um único processo.

Podemos ver e seguir a respiração, observando como invade todo o corpo da criança. Não só a caixa toráxica, mas também o ventre e principalmente os flancos. Esses flancos que, no adulto, estão mortos há tanto tempo.

Logo o recém-nascido é apenas respiração. Vemos as ondas potentes percorrerem as costas de alto abaixo, e vice-versa, do crânio ao cóccix.

Parece que se vê as sombras das vagas que trouxeram a criança a esta praia, ou se sente soltas ainda as ondas potentes do útero.

E, à medida que o ar invade o corpo do recém-nascido, acreditamos ver uma planta, uma árvore crescer.

Um braço, geralmente o direito, sai de baixo do ventre!

O braço se estende. A mão desliza, acaricia o ventre materno.

A mão volta. A outra se aventura . . . Lentamente. Como que surpresa de não encontrar oposição. Surpresa de que o espaço seja tão vasto. Parecem galhos que crescem, que nascem da força da respiração, materializando a seiva abundante que anima esse tronco potente!

Depois são as pernas. Uma depois da outra, se alongam. Têm muito menos medo. Correm, empurram, lançam-se, loucas por não encontrar mais nada que as retenha, que as faça parar.

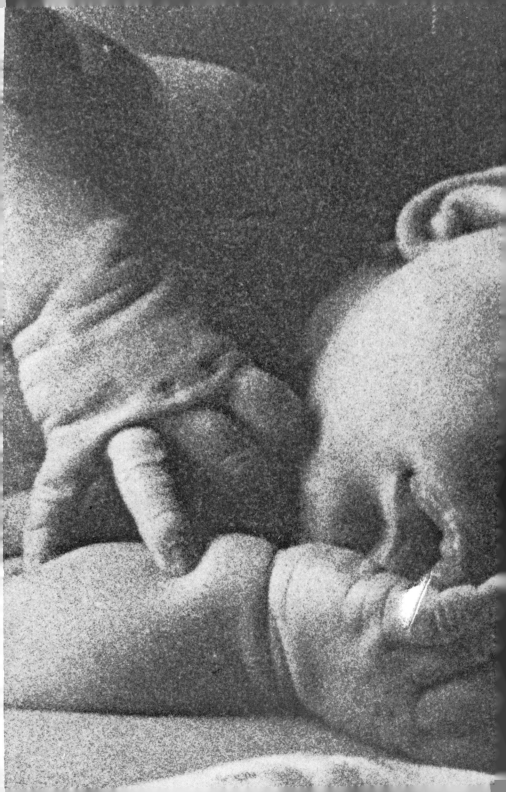

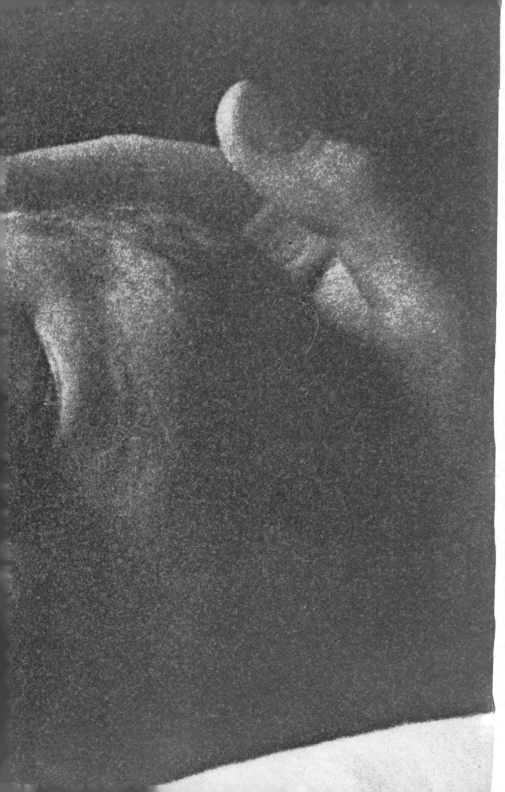

Tanto empurraram, tanto lutaram para nascer, para fugir da caverna encantada!

É preciso, para acalmar-lhes o pânico, oferecer apoio. Uma mão leve que resista ao mesmo tempo em que se deixa empurrar.

Assim desaparece, para o bebê, a atroz impressão de "perder o pé".

Depois, tudo se harmoniza, tudo se movimenta em conjunto. Não há parte do pequeno corpo que não seja tomada pelo movimento.

Estira-se cada vez com maior ousadia, cada vez com mais vigor. É como a pessoa que desperta de um sono encantado.

Pode-se, agora, colocar o bebê de lado. Os membros ficam mais à vontade. A coluna toma, assim, a curvatura que preferir.

Faz-se isso lentamente, ajudando o sonolento que acorda a sair um pouco mais de seu sonho.

Ainda é necessário oferecer pontos de apoio. Coloca-se uma mão sob as nádegas do bebê, enquanto a outra sustenta o alto das costas.

É bom não tocar a cabeça. Ela é de uma sensibilidade extrema. Suportou o peso do drama do nascimento, da descida aos infernos. Abriu o caminho. Qualquer contato lembra coisas dolorosas.

Quando se achar que está tudo funcionando, coloca-se finalmente a criança de costas.

Não para deixá-la assim. Ela agüenta mal o desdobramento forçado da coluna. Mas simplesmente como etapa passageira.

A criança agora está calma, familiarizada.

Corta-se o cordão logo que cesse de bater.

Estamos prontos para a etapa seguinte. Vamos nos pôr de pé, deixar a posição horizontal.

Vamos provar a verticalidade.

Não é esta a postura do Homem e sua ambição?

Mas aqui também é preciso cuidado. É preciso sentar a criança com a máxima lentidão, sustentando

a cabeça insegura que os músculos ainda não firmam
e que, sem nossa ajuda, balança dolorosamente.

17

Que longo caminho percorremos!
Saímos das águas e tomamos pé. Nós nos
levantamos . . .
Deixamos a posição rastejante da vida que se
aventurava fora dos mares, fora de um longo passado
oceânico.
Nós nos levantamos.
A terra nos carrega.
A terra nos sustenta.
Mas é do céu, da luz que vem a vida.
Erguendo-nos, achamos a direção, sentido.
Dirigimo-nos para nossa verdadeira fonte que está no alto.
Que sobe ao céu cada manhã.
Para percorrer este caminho que leva do
mineral ao homem, quanto tempo foi preciso!
Milhares, não, milhões de anos.
Esse caminho, reduzido no tempo, a criança,
num relâmpago, faz novamente ao nascer.
Não é o caso de esperar alguns instantes por
aquilo em que a vida perdeu tanto tempo?
Fazemos nossas preces correndo?
E o que é a prece senão o inverso do caminho
que a criança percorre ao nascer?
Em qualquer religião, o fiel se curva.
Interiormente, apenas em intenção.
Ou se ajoelha, curva a cabeça, se inclina e
toca o solo com a fronte, com os braços dobrados
sobre o peito.
Baixa-se.
Demonstra obediência. Humilha-se.

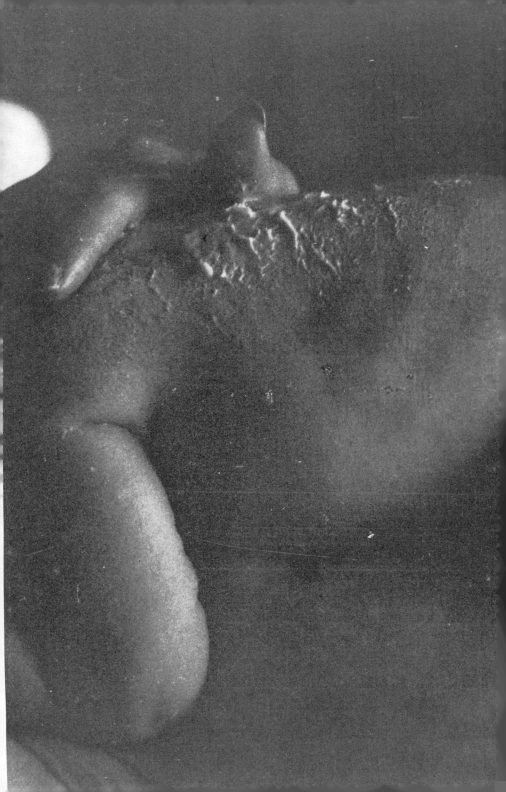

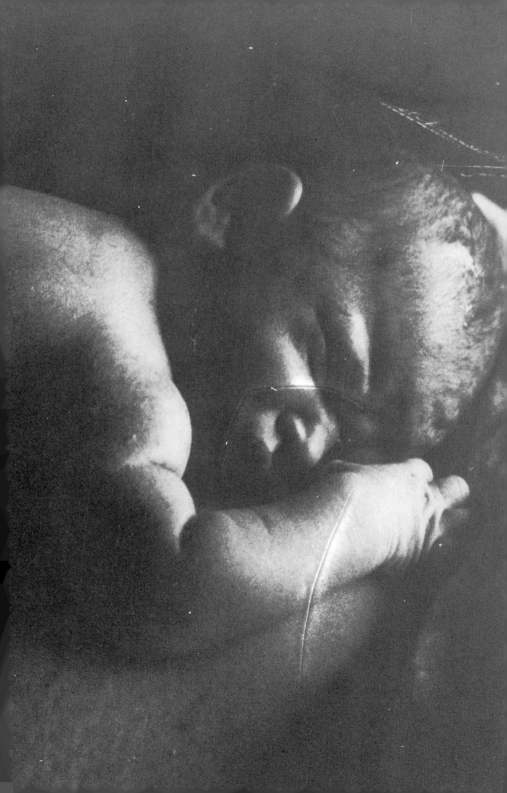

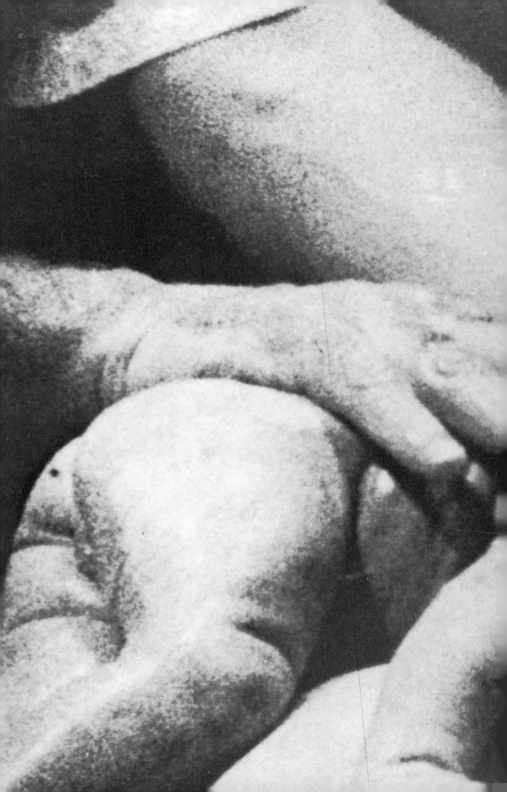

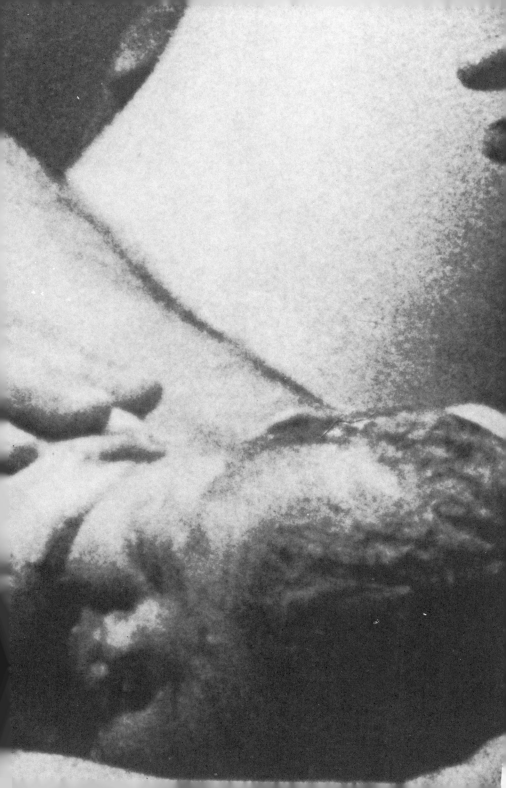

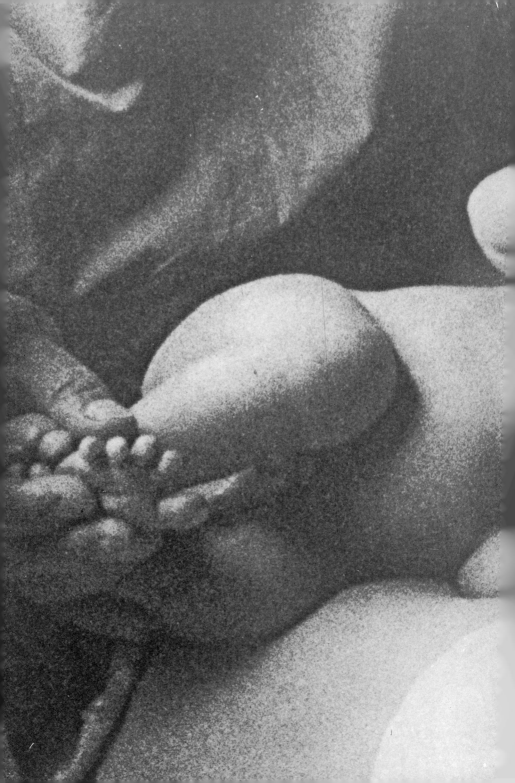

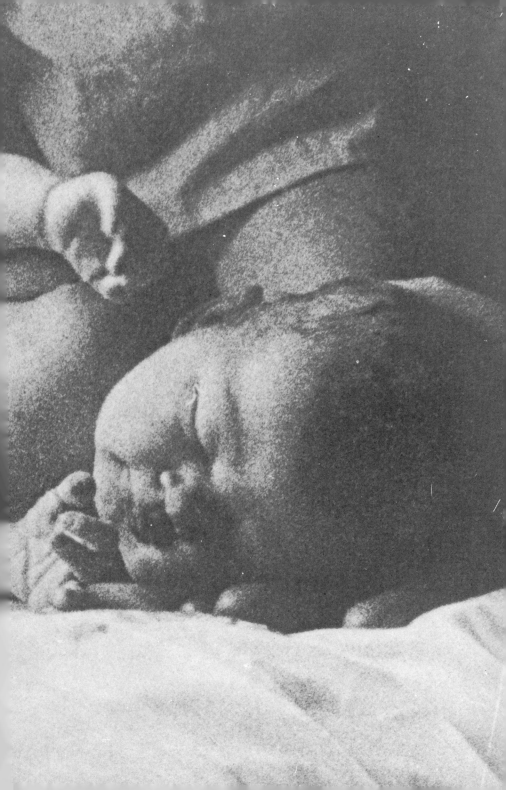

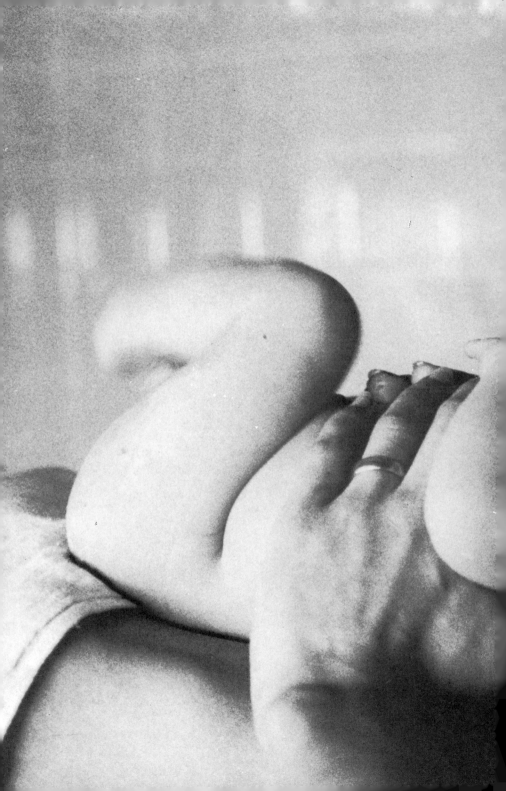

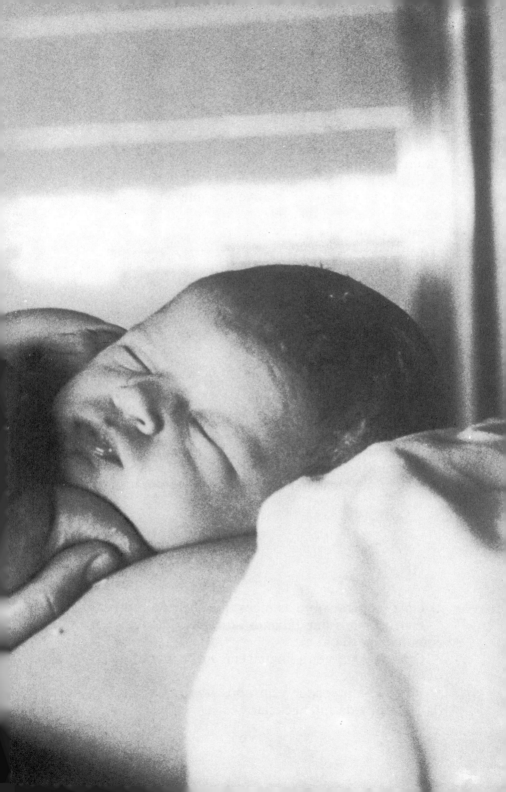

Beija a terra.
Submete-se a ela.
Fazendo isso, fechando o corpo e o peito,
esvazia-se,
expira . . .
e retoma, privado de fôlego, a postura e o estado
da criança antes do nascimento.
Então, tendo mostrado completa obediência,
tendo tocado com a fronte Aquela que o carrega, que o
nutre, a quem um dia, retornará,
está pronto para renascer.
Corrige sua posição,
estende-se.
Suas costas se abrem, se expandem.
O ar o enche.
E, com os olhos para o céu, envolvido pela luz,
carregado pela inspiração, treme, sentindo a força que
o invade.
Sim, isto é a prece.
Aí está o curto, o longo caminho que vai do fundo das
águas, atravessa a terra, os ares,
para subir às alturas.
É o duro caminho que a Vida percorreu e que
todo ser refaz ao nascer.
Fazemos nossas preces correndo?
E para nascer, não é preciso mais que um instante?

18

Uma palavra sobre as mãos que sustentam o bebê.
É pelas mãos que falamos ao bebê, que nos
comunicamos com ele.
O tato é a primeira linguagem, a que precede a
outra, de longe.
Ver e compreender vem após *sentir.* Com o uso
da palavra e da inteligência.

É este tato que, nos cegos, reencontra a acuidade. Percebe-se logo como é importante o contato, a maneira de tocar a criança.

É uma linguagem pele a pele. Desta pele da qual derivam os outros órgãos dos sentidos. Que são como janelas, que são como aberturas nas paredes de pele que nos limitam e separam do mundo. Aberturas através das quais entramos em relação com o "exterior".

A pele do recém-nascido tem uma inteligência, uma sensibilidade de que não suspeitamos.

É por meio desta pele que a criança conhece o mundo: sua mãe. É por toda a extensão de suas costas que estava em contato com o útero. Era daí que recebia informações.

Quando dizemos que o passado está atrás de nós, não se trata apenas de uma imagem. É um fato. O passado está nas costas! Através delas o mundo, a mãe falava à criança.

Ora, quando a criança nasce, de repente, nada mais existe!

O bebê está nu como Adão.

E mãos o tocam! Mãos que não se parecem em nada com o útero. Não têm o mesmo calor, nem o mesmo peso, nem a mesma lentidão, nem a mesma força. Nem o ritmo.

Primeiro contato com o desconhecido, com o mundo, com o *outro*. Primeira surpresa, primeiro horror.

Porque estas mãos que tocam, que manipulam a criança, estas mãos ignorantes, desatenciosas, não têm nenhuma noção do que a criança conheceu até então.

As mãos são órgãos de inteligência, de vontade.

Obedecem a músculos estriados. Músculos da consciência, da rapidez. Seus movimentos são vivos, breves, para não dizer bruscos.

E aterrorizantes para o bebê, que conheceu apenas o movimento lento, contínuo das vísceras.

Como o infeliz bebê não ficaria em pânico com este contato novo?

Como tocar, manipular um recém-nascido?

93

Muito simples: lembrando do que ele
acaba de deixar. Tendo, uma vez mais, presente o
seguinte princípio: tudo que é novo, desconhecido,
aterroriza. Tudo que é reconhecível, tudo o que parece
familiar, acalma.

De modo que, para acalmar, para pacificar a
criança no universo estranho, incompreensível, onde é
subitamente lançada, é necessário e suficiente que as
mãos que a tocam falem uma linguagem "visceral". Devem
falar, tocar, como o útero o fazia.

Que significa isto?

Bem simplesmente, as mãos devem retomar a
lentidão, a continuidade do movimento de contração
uterina, de "onda peristáltica". Que durante meses a
criança conheceu a ponto de "tê-la na pele".

Eis porque, também, é preciso de início colocar o
bebê de bruços a fim de poder, massageando-o, falar
às suas costas.

Estas mãos devem dizer o quê? O que a mãe, no
útero, dizia.

Não o útero do último momento, o útero do trabalho
de parto, o útero furioso, que expulsava, que escorraçava.
Mas o útero do início, dos dias felizes.

O que estreitava lentamente, amorosamente. O útero
que abraçava. O útero que era apenas amor.

Existia uma relação amorosa, infinitamente sensual,
entre a mãe e a criança, entre o útero e sua
presa.

É isto que precisamos reencontrar, dar à criança
algo assim como um eco do que conheceu durante
tanto tempo. Que perdeu subitamente e cuja ausência
o angustia.

Não se trata de fricção nem de carícia. É uma
massagem forte, apoiada, mas muito lenta.

As mãos devem percorrer as costas do bebê, uma
após a outra, sucedendo-se como ondas, como vagas, sem
interrupções, interminavelmente.

Antes da mão terminar seu trajeto, a outra deve
começar. Vão, com um ritmo igual, até o fim do

movimento. É um ritmo que deve ser redescoberto, reaprendido.

Sem reencontrar essa lentidão visceral, esta lentidão que, instintivamente, os amantes utilizam, é impossível se comunicar com a criança.

Mas . . . dirão todos, você está fazendo amor com essa criança!

Quase.

Fazer amor é retornar ao Paraíso, é mergulhar no mundo de antes do nascimento, de antes da grande separação. É reencontrar a lentidão primordial, o ritmo cego e todo-poderoso do mundo visceral, do grande oceano. Fazer amor é a grande regressão.

Aqui é o contrário. Trata-se de ir adiante. De facilitar a passagem, tornando-a aceitável, agradável, deliciosa, e não terrificante, repulsiva.

O que fazemos aqui é acalmar a angústia de um expatriamento total, prolongando um estado no novo estado. É acompanhar a criança. É acalmá-la fazendo correr ainda sobre suas costas a sombra da onda uterina que conheceu e terminou por amar durante tanto tempo.

De resto, será preciso renovar essa massagem lenta e sábia seguidamente.

Sim, fazer amor é o remédio soberano para a angústia, é reencontrar a paz e a harmonia. No desastre que é o nascimento, não é justo usar esse soberano modo de encontrar a paz?

19

Isto para o ritmo, para o movimento.

As mãos também podem ficar simplesmente imóveis.

Através das mãos que o tocam, o bebê sente tudo: nervosismo ou calma, falta de jeito ou segurança, ternura ou violência.

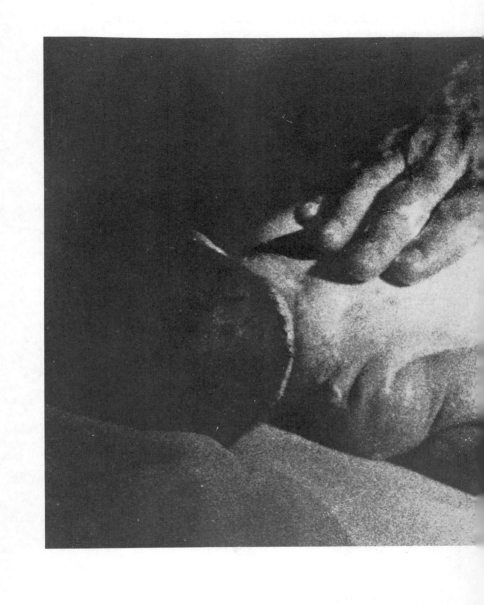

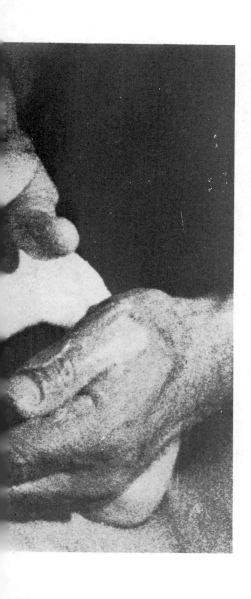

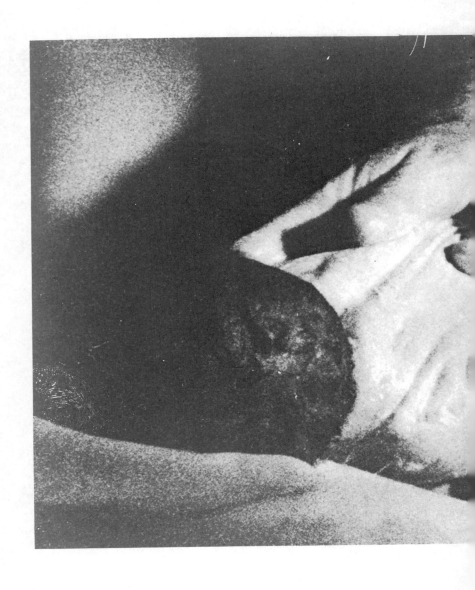

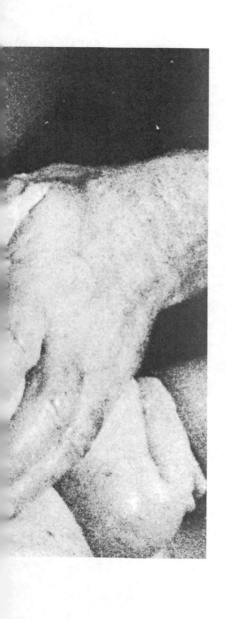

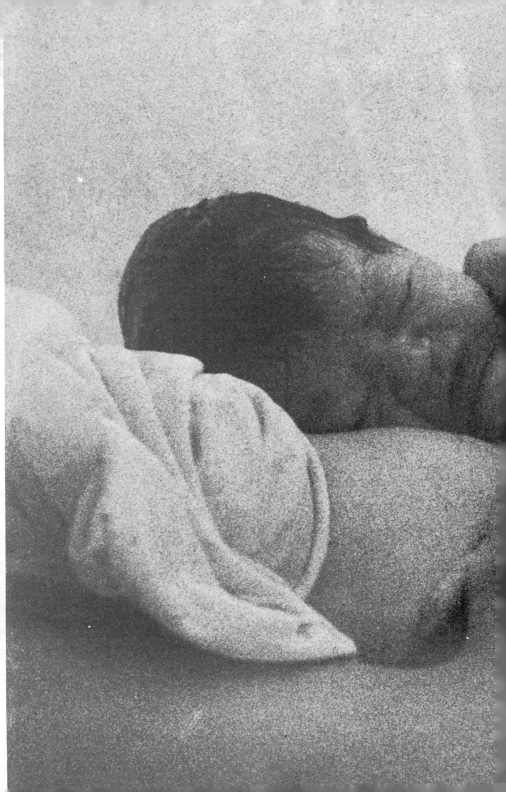

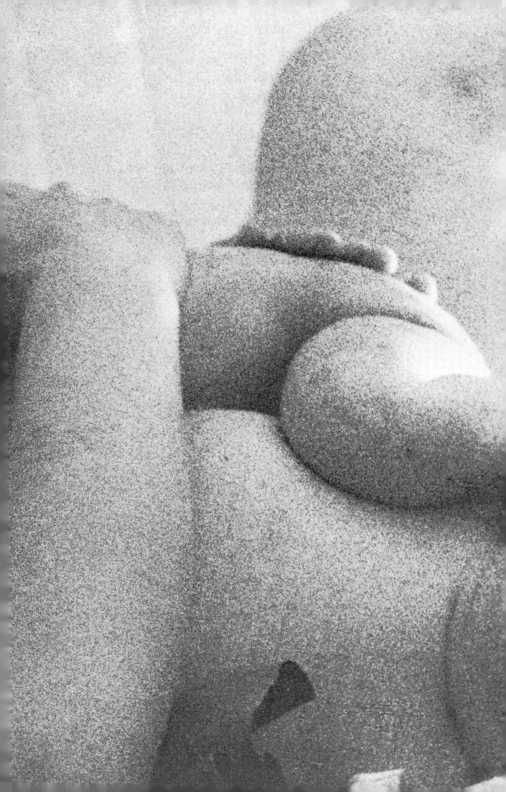

Ele sabe se as mãos o amam. Ou se são distraídas.
Ou pior, se não querem saber dele.

Entre mãos atentas, amorosas, a criança se abandona, se abre.

Entre mãos rudes, hostis, ela se retrai, bloqueia-se, fecha-se.

De sorte que antes de se movimentar para seguir as vagas que percorrem o pequeno corpo, é suficiente deixar as mãos imóveis sobre a criança.

Mãos que não sejam inertes, distraídas, ausentes, mãos que não estejam longe.

Mãos atentas, vivas, vigilantes, que sigam o menor movimento da criança.

Mãos leves. Que não comandam. Que não pedem. Que simplesmente estão lá.

Leves, mas pesadas com sua carga de ternura. E de silêncio.

20

Que mãos devem segurar a criança? As da mãe, evidentemente. Com a condição de que estas mãos saibam . . . tudo o que acabou de ser dito.

E que não se aprende. Mas se esquece fácil.

Quantas mães batem no filho! Ou o sacodem, acreditando embalar a criança, ou o acariciam . . .

Quantas mães têm mãos rudes, mortas, sem inteligência!

Quantas mulheres, submersas em suas próprias emoções, sufocam, abafam a criança!

Felizmente, a mulher que teve sucesso no parto sem dor é uma mulher que conhece as reações do próprio corpo. E será capaz de pegar, de tocar no filho.

Precisou, para ter sucesso no difícil exercício

de dar à luz com alegria, redescobrir o próprio
corpo. Soube controlar seus impulsos desencontrados.
Estou certo de que essa mulher, apesar da alegria
que a invade, saberá como tratar a criança.
Ela deve se lembrar, quando colocam o recém-
-nascido sobre seu ventre, quando põe as mãos sobre
ele:
"Minha prova terminou. Mas não a de meu filho."
Ao contrário. O parto terminou, mas o nascimento
começa. A criança se acorda do primeiro sono. Está no
primeiro passo de uma aventura sem sentido. Está
cheia de medo. Medo que conheci. E sei como é
desnecessário, e quanto mal pode causar à
criança.
Deste medo quero preservar a criança.
Não se mexe em nada. Não se acrescenta sofrimento
aos problemas e ao pânico do bebê.
Eu provei as virtudes do silêncio e da imobilidade.
Devemos simplesmente estar presentes. Sem movimento.
Sem impaciência. Sem perguntar.
Antes de mais nada, não aumentar o pânico. Não
assustar.
Pela criança, por verdadeiro amor, não egoísta,
a mulher simplesmente colocará as mãos.
Sem mexê-las.
Mãos imóveis. Não exaltadas, agitadas, tremendo
de emoção. Mas calmas, leves. Mãos de paz.
Através dessas mãos passam ondas de amor, que
acalmam os remorsos do bebê.

21

Remorsos?
Remorsos, sim. Mais uma surpresa. Um recém-
-nascido ter medo, angústia, isto eu aceito, você
dirá. Mas remorsos!

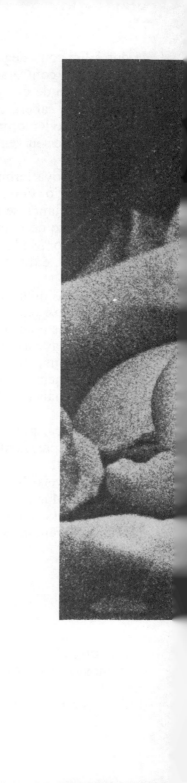

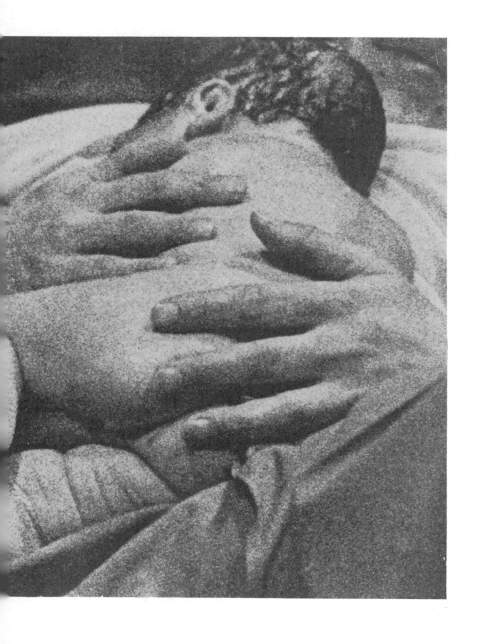

No entanto, é assim.

Em geral, a idéia que se faz do nascimento
é de que a criança não participa dele pessoalmente.

Nós a vemos suportar passivamente a expulsão.

É a mãe que faz todo o trabalho, ou antes, é a contração
uterina.

Não é nada disso.

Os gregos pensavam, com Hipócrates, que era
a criança que procurava nascer.

Diziam que no fim da gravidez faltava alimento
para o bebê. Sentindo a vida ameaçada, precisava
deixar a caverna obscura que o abrigara até então.
Procurava sair. E para isso, empurrava-se com os pés,
tentando abrir caminho para a liberdade.

Costumamos rir destas estórias, assim como rimos
dos desejos das mulheres grávidas e de sua influência
sobre a criança. Para, afinal, reconhecer . . . que tudo
é perfeitamente verdadeiro.

Descobrimos, hoje, que o estímulo que inicia o
trabalho de parto vem do bebê, exatamente como diziam
os antigos. E sabemos que a criança, na verdade, luta
e faz esforço para nascer.

A aceleração de seus batimentos cardíacos traduz
ao mesmo tempo o esforço considerável que faz e o
terror que experimenta.

E as mães atentas e que se tornam conscientes
do que se passa em seu corpo sentem perfeitamente
o momento em que, quando começam os grandes esforços
de expulsão, a criança começa a fazer, por seu turno,
esforços desesperados.

O bebê, portanto, luta. E luta ferozmente.
Luta pela vida. É um combate de vida ou de morte. É *ela*
ou *ele*.

E quando subitamente sai, quando ganha a
batalha, a mãe desaparece.

O bebê experimenta uma angústia intolerável:
"Estou vivo, mas matei minha mãe! Estou aqui . . .
mas minha mãe não está mais!"

Parece incrível. No entanto, é assim.

Os que reviveram o próprio nascimento podem
testemunhar.
Por isso, é preciso imediatamente pacificar,
dar segurança ao bebê.
A mãe, através de suas mãos imóveis mas cheias
de ternura, diz, sem palavras, ao bebê:
"Não tema nada, estou aqui. Estamos salvos,
estamos vivos, você e eu."

22

Esse primeiro contato . . . como é importante
esse primeiro encontro da mãe com a criança!
Muitas mães não sabem tocar o filho. Mais
exatamente, não ousam. Ficam paralisadas.
Muitas não têm coragem de confessar. Nem mesmo estarão
conscientes. Mas, para quem sabe observar, a coisa
não passa despercebida.
E merece que paremos por um instante.
Não é que a mulher não saiba. Mas qualquer
coisa a faz parar. Uma inibição profunda.
Esta criança que acaba de nascer sai do que
o pudor nos faz chamar, por um curioso eufemismo,
"vias naturais".
Essas vias, ainda que "naturais", a educação
nos condicionou a achar sujas. A rejeitar. E a
nunca falar delas.
A criança saiu de lá.
Este bebê, sim, saiu de uma região do corpo
que costumamos ignorar, que não olhamos, que não
mostramos, que não tocamos. Que não deveria existir!
Não chamamos de "vergonhas" a região de onde vem
a criança?
Toda criança experimenta uma atração natural
por essa parte do corpo. É necessário começar por aí
a educação.

A criança toca naturalmente o sexo. Sem pensar.
Vemos as coisas de outra maneira. Dizemos:
"É sujo. Não é bonito", projetando sobre o sexo as
interdições que nos impingiram no passado.
Assim começa a educação. E a criança faz seu
aprendizado ao preço de ameaças, de sobrancelhas
franzidas, de tapas, de castigos, do que parece
ser sujo, baixo, proibido.
A mãe também foi criança. Sobre ela foram
lançadas as mesmas proibições.
E agora, alguma coisa sai exatamente desse
lugar. Uma coisa quente, viscosa. Ao preço de esforços
que se parecem, equivocamente, com os que são
feitos nos lugares que designamos por perífrases:
"reservado", "W.C.".
E é *nisto* que é preciso pôr a mão.
O velho reflexo volta: não tocar! não é belo!
Tocar *nisto*? Impossível.
Como pôr a mão sobre o que vem de dentro do
próprio ventre? Das entranhas?
A mulher fica paralisada. A velha proibição
pára seu gesto.
Muito perturbada, ela não sabe o
que sente por esta coisa que repousa sobre seu ventre.
Se um mal-estar imenso ou um interesse apaixonado.
Também é preciso colocar as mãos sobre a
criança.
A resistência é nitidamente perceptível. Mas,
uma vez vencida, uma vez ultrapassada, o que a
mulher experimenta é extraordinário.
Ela acaba de transcender seus tabus.
A barreira que a separava do filho caiu.
Caiu a barreira que a separava dela mesma.
A mulher sente-se invadida por uma alegria indizível.
A velha distinção entre bem e mal, entre limpo e
sujo, entre permitido e proibido, acaba de cair.
De repente, as coisas se tornam tão simples! São
apenas o que são. Nada mais. Pela primeira vez. E
depois de tanto tempo!

Nenhum traço de medo.
Tocando seu bebê é que a mulher enfim
se reencontra. Os dois seres se fundem.
Para ela, o interior e o exterior se uniram.

23

E nós, onde estamos? Voltemos à criança.
Que respira.
O cordão está cortado. Tudo isto ficou para trás.
Como passou o tempo!
Quanto? Parece que foram anos, ou séculos.
Mas, no relógio? Três minutos, seis, ou mais. Mas
de uma atenção tão completa que reencontramos
o bebê e, com ele, estivemos fora do tempo.
    Onde estamos? Esta calma, este silêncio, contrastam
com os gritos do nascimento.
    Assim como a tranqüilidade do parto sem dor
nos deixa incrédulos e preocupados, a paz, a
serenidade deste nascimento nos pega de surpresa.
    E é então, naturalmente, que não se ousa mais
falar.
    Por prodigiosos que sejam esta calma, este silêncio,
maravilha maior nos espera.
    A criança vai deixar sua mãe, agora. Uma
vez mais.
    Os dois se reencontraram, se redescobriram. Vão
separar-se.
    Um novo passo da criança no caminho da liberdade.
    É preciso ter cuidado com mais esse passo essencial.
Onde colocar o bebê? Como fazer para que a separação
não seja um choque, mas uma alegria?
    Como dissipar de uma vez por todas esse medo que
se sente ainda tão perto? Como desfazer todos os nós,
as tensões apenas perceptíveis, mas que ainda estão lá,
e sentimos em suas costas?

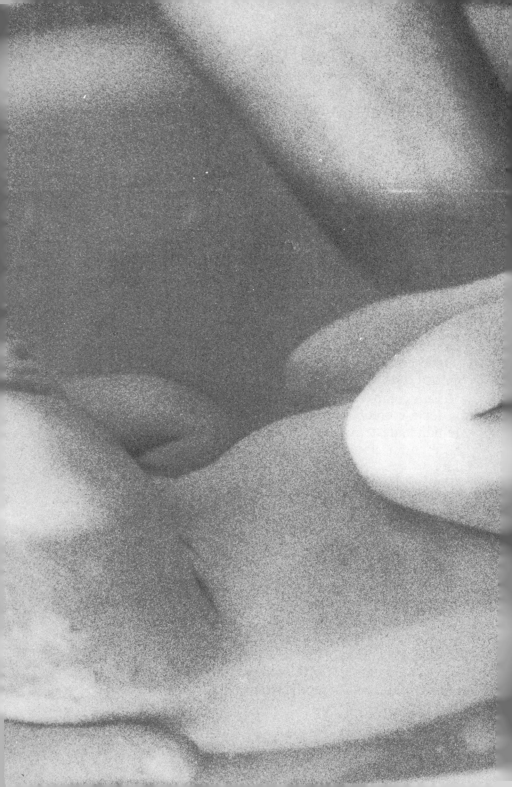

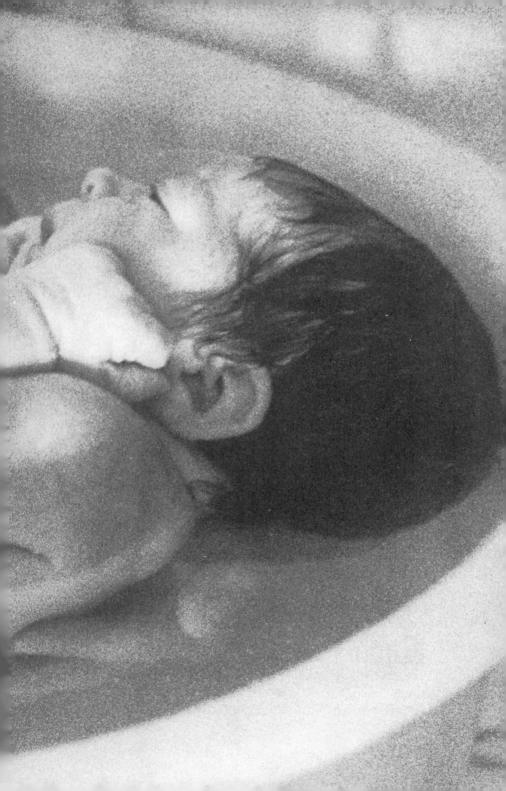

Muito simplesmente: a criança deixa o calor, a doçura do ventre materno. Vamos fazer com que reencontre um calor, uma doçura parecidos.

Não a coloquemos no frio e na rigidez de um prato de balança! Nem nas roupas, nos tecidos, bem rudes em relação à doçura, ao calor de um ventre.

Que fazer? Nada, parece, é adequado . . .

Sim, como não!

Coloquemos a criança, ou melhor, vamos recolocá-la na água.

Ela vem daí! As águas maternas a carregaram, acariciaram, embalaram. Fizeram-na leve como um pássaro.

Um banho é preparado em uma banheirinha. À temperatura do corpo, ou um pouco mais: trinta e oito, trinta e nove graus.

Colocamos o bebê na banheira.

Mais uma vez, com grande lentidão.

À medida que o bebê mergulha, a gravidade se anula. A criança torna a perder o corpo que a oprimia. Este corpo novo, com seu fardo de angústia.

A criança flutua! Mais uma vez, imaterial. Leve. E livre como nos belos dias distantes da gravidez, quando podia brincar, gesticular à vontade num oceano ilimitado.

Sua surpresa, sua alegria, não têm limites.

Reencontrando seus elementos, sua leveza, esquece o que acaba de deixar. Esquece a mãe. Torna a entrar nela.

A primeira separação, longe de ser uma dilaceração, torna-se um brinquedo, uma alegria.

As mãos que sustentam a criança no banho sentem o pequeno corpo se abandonar completamente. O que podia subsistir de temor, de contração, de tensão, agora funde-se como neve ao sol. Tudo o que no corpo do bebê ainda era ansioso, retraído, bloqueado, põe-se a viver, a dançar.

E, milagre, a criança abre grandes olhos.

Este primeiro olhar é inesquecível.

Os imensos, graves, intensos, profundos olhos dizem:

"Onde estou? O que me aconteceu?"

Sentimos, então, tal atenção, tal presença, tal
surpresa, tantas questões, que nos confundimos.
Descobrimos que, sem dúvida nenhuma, um
ser está junto de nós. E que antes se escondia atrás
do medo. Vemos que era o terror que o mantinha de
olhos fechados.

Vemos (como se isso não fosse evidente) que,
longe de ser um começo, o nascimento é uma passagem.
E este ser que nos olha, que interroga, já *era* há
muito tempo.

Todos os que assistiram a esses nascimentos, que
viram esses olhos se abrirem, que sentiram o peso de
suas perguntas, todos exclamaram com a mesma ingênua
incredulidade:

"Mas não é possível . . . ele vê!"

Que ele *veja* no sentido que atribuímos à visão,
não é o caso; o recém-nascido não forma imagens como nós.

Que se comunica segundo uma modalidade que lhe é
própria, da qual temos apenas lembranças longínquas,
isto é fora de dúvida.

"Um recém-nascido é cego, não ouve, não sente.
Também não tem consciência. Como você quer que, nesta
idade . . ."

Diante da interrogação e da intensidade desses
olhos, um sorriso. Que nos enche de vergonha.

24

Nada pode exceder o que se segue em matéria de
deslumbramento.

Livre do medo, tendo passado a surpresa, aceitando o
novo como um encantamento, a criança, dentro de seu
elemento, inspeciona o mundo.

O movimento a invade inteiramente.

A cabeça gira, para a direita, para a esquerda. Vai
até o limite das possibilidades de torção do pescoço.

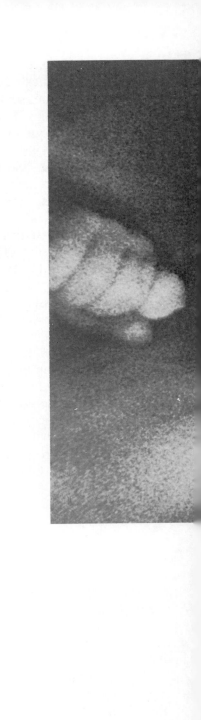

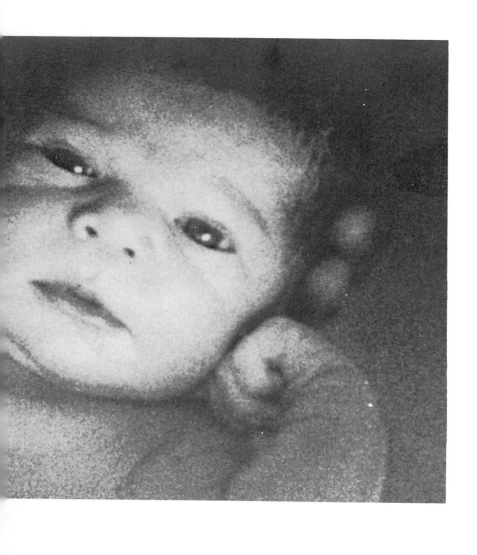

A face se transforma num perfil perfeito.
A mão se anima. Abre-se, fecha-se. Emerge,
deixa as águas. Ergue o braço. A mão acaricia o
ar, apalpa o espaço, cai.
Outra mão também se levanta. Descreve um
arabesco, torna a descer.
As duas brincam juntas. Encontram-se, apertam-se,
separam-se.
Uma se movimenta, a outra corre atrás. Tornam a
encontrar-se, estreitam-se, separam-se novamente.
Às vezes uma pára e sonha. Abre-se, fecha-se,
com uma lentidão marinha. A outra também sonha.
Os dois sonhos se balançam. As mãos são como flores que
se abrem. Anêmonas do mar, respiram ao ritmo lento e
embalador das coisas do oceano, sacudidas por invisíveis
correntes.
As pernas, de início temerosas, e que permaneciam
dobradas, não ousando entrar na brincadeira, por sua
vez se animam. Um pé parte bruscamente. Depois o
outro, tocando a borda da banheira. Todo o corpo do
bebê recua. Depois, ele adquire o prazer da
aventura. Recomeça. Era uma alga, um peixe. Agora,
transforma-se em caranguejo.
Brinca!
Não faz nem dez minutos que nasceu!
Todo esse balé desenvolve-se em profundo
silêncio, entrecortado apenas por breves gritos, tão
leves que são como exclamações de surpresa e alegria.
Ora grave, ora brincalhão, mergulhado em sua
descoberta, o bebê explora, sonda o espaço, dentro,
fora. Com uma atenção que não tem falhas. Uma atenção
inquebrável, que não conhece o flagelo da distração.
Totalmente *dentro*, espectador apaixonado do
próprio corpo, em seguida, descobre possibilidades.
Feliz, bem-aventurada criança, é apenas unidade,
continuidade, totalidade. Nenhum ponto de seu corpo fica
fora da ação. Tudo se mexe. Tudo se move, vive junto,
na mais completa harmonia.
Como não invejar o bebê, como não ter ciúmes dele,

116

nós que somos feitos de peças e de pedaços.
Nós que perdemos essa unidade primitiva. Nós que somos
apenas dispersão e distração. Nós que não cessamos de
sonhar, de estar além.
Nós que somos simplesmente incapazes de *estar
aqui*...
Agora, a face se anima. A boca se abre, fecha-se.
Os lábios avançam. A língua entra e sai.
E quando, finalmente, como por acaso, a mão encontra
a face, desliza por ela, toca a boca, a criança coloca nela
o polegar e suga com prazer!
A mão torna a partir. Percorre mais uma vez o
espaço e volta ao lugar de delícias, a boca!
Não é mais apenas o dedo que a criança põe: seria
toda a mão, se pudesse.
Sim, é o jardim dos prazeres. O novo mundo é um
lugar encantado. Como poderia a criança ter saudade do
passado?
Sem dúvida, nesse jardim há monstros escondidos:
a Fome, fera terrível, ainda não fez sua aparição.
Pouco importa. Tudo começou tão bem que a criança
tomou para sempre o gosto pela aventura.
Nada mais a assustará, os monstros podem vir.
Saberá enfrentá-los.
Quanto tempo deve-se deixar a criança no banho?
Ela é que deve decidir.
É preciso sentir que a distensão foi completa, que
nesse pequeno corpo não há mais a menor resistência, a
menor hesitação, a menor tensão, a menor contração,
a menor dúvida.
É preciso perceber que tudo se mexe, que tudo se
movimenta, que tudo está alegre.

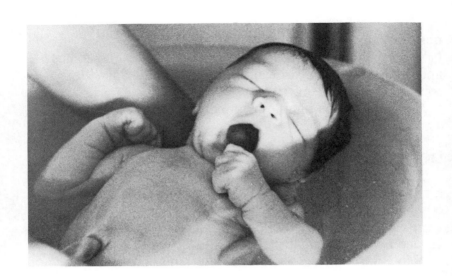

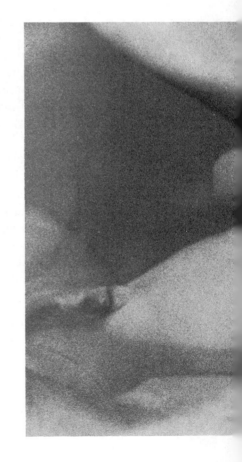

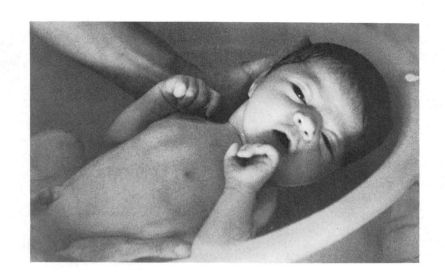

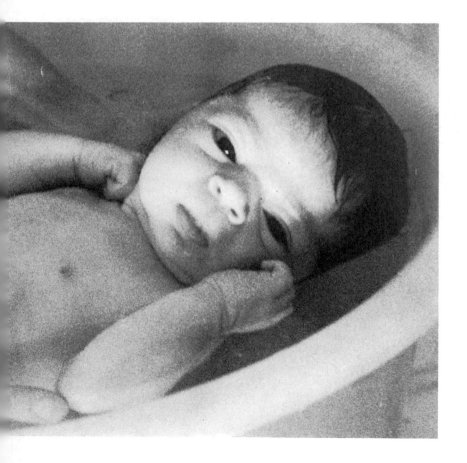

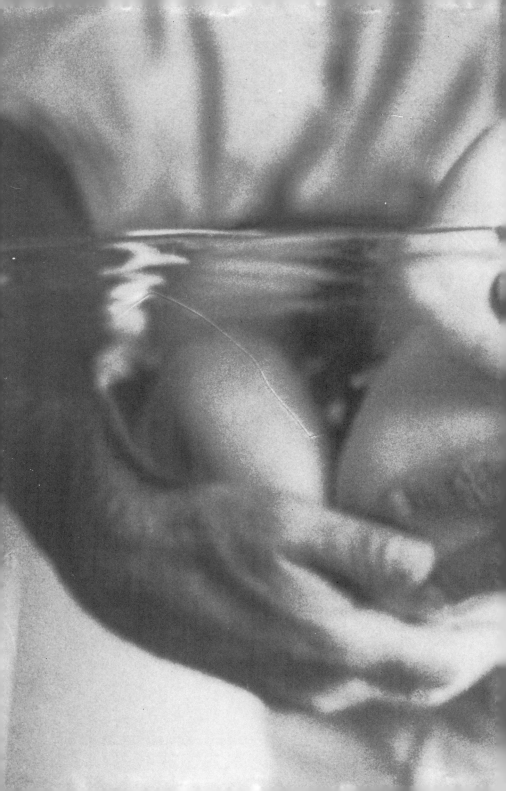

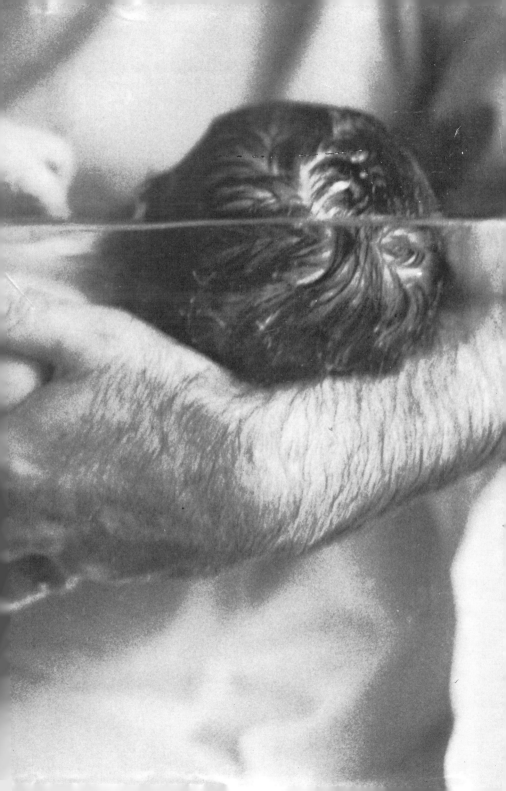

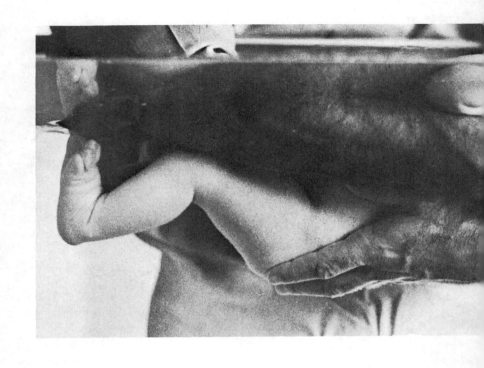

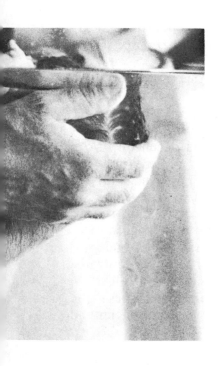

25

Agora que todo o terror se dissipou, agora
que a passagem e o passado foram esquecidos, é
tempo de deixar o elemento líquido e suas seduções.
Deixemos, mais uma vez, o mar. Aportemos. Vamos
colocar pé firme na margem.
Quarto passo no caminho do nascimento. Quarta
etapa.
A criança vai emergir, nascer mais uma vez.
Em seu novo elemento. Mas conscientemente.

Saindo da água, reencontra seu novo mestre, seu novo tirano: o peso. E o novo fardo que o corpo representa.

Para que não se sinta mal, para que, de boa vontade, aceite os novos laços, é preciso, uma vez mais, que tudo seja um brinquedo. É preciso que a criança encontre prazer.

Primeiro, deve ser retirada lentamente da água. Tão lentamente como foi mergulhada. Reencontra o peso do corpo. Lança um grito. Tornamos a imergi-la. O corpo torna a desaparecer. Fazemos com que saia.

A sensação é forte. Não é mais nova. Torna-se agradável, depois de se tornar conhecida. Tão forte e agradável que todas as crianças do mundo gostarão de senti-la novamente. O jogo universal do esconde--esconde não é nada mais que perder-se e reencontrar-se.

A balança, que torna o corpo pesado, depois leve, também não passa de uma brincadeira com o peso que, como no primeiro dia, é acentuado, liberado, acentuado, liberado . . .

Familiarizada, sentindo prazer nas sensações novas, a criança pode agora deixar o banho sem problemas.

Colocamos o recém-nascido sobre uma toalha previamente aquecida.

Envolvemos seu corpo em algodão e lã. O mundo é frio! Deixamos a descoberto a cabeça e as mãos, que devem conservar a liberdade de movimentos para brincar.

Colocamos o bebê de lado. Não de costas. Já sabemos por quê.

Nessa posição, as pernas e os braços se movimentam à vontade. O abdome pode respirar. A cabeça também se volta sem dificuldade.

Devemos tomar todo o cuidado para apoiar e calçar o bebê. Porque suas costas percebem "qualquer coisa" e sentem-se seguras dessa maneira.

E o deixamos.

Quinto passo, quinta etapa no caminho do nascimento.

Pela primeira vez a criança está só. E descobre . . . a imobilidade.

Experiência extraordinária!
E aterrorizante, mais uma vez, por sua absoluta
novidade.
Durante nove meses, como Ulisses, a criança
percorreu os mares. Seu universo era móvel, não cessava
de se mexer. Ora ternamente, ora terrivelmente. O corpo
da mãe não estava sempre em movimento? E quando ela
estava imóvel ou dormia, o grande vento de sua respiração,
de seu diafragma, sempre a agitava.
A criança viveu num movimento perpétuo. Ora doce,
ora brutal. E mais freqüentemente tempestade que lago
encantado.
Agora, uma transformação verdadeiramente espantosa,
tudo parou!
Pela primeira vez!
Nada mais se mexe.
O universo morreu, congelou-se.
No decurso de suas longas viagens, no longínquo
passado, a criança nunca fez esta experiência.
É o desconhecido.
Aterrorizado pela novidade, o bebê começa a gritar.
Mais tarde, cada vez que tomar consciência da
imobilidade do mundo e da sua solidão, o mesmo pânico
o invadirá. Voltará a chorar. A angústia não vem tanto
de estar só. É mais por sentir o universo morto. Preso
no frio da imobilidade.
Será acalentado. E reencontrará a querida, a
maldita tempestade. E se acalmará. Atravessará os primeiros
tempos de vida passando de angústia em angústia cada vez
que, depois de pegá-lo no colo, o deixarmos novamente.

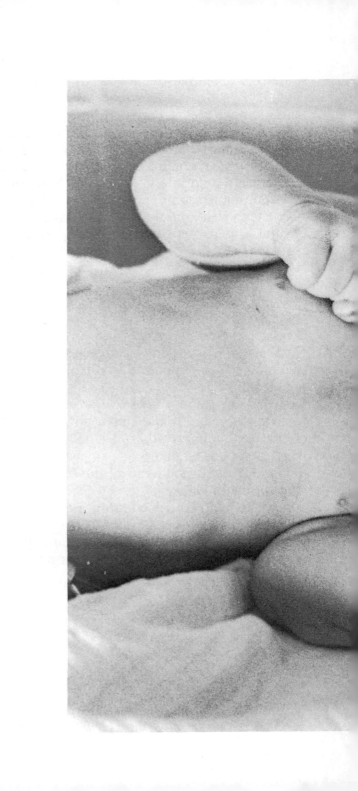

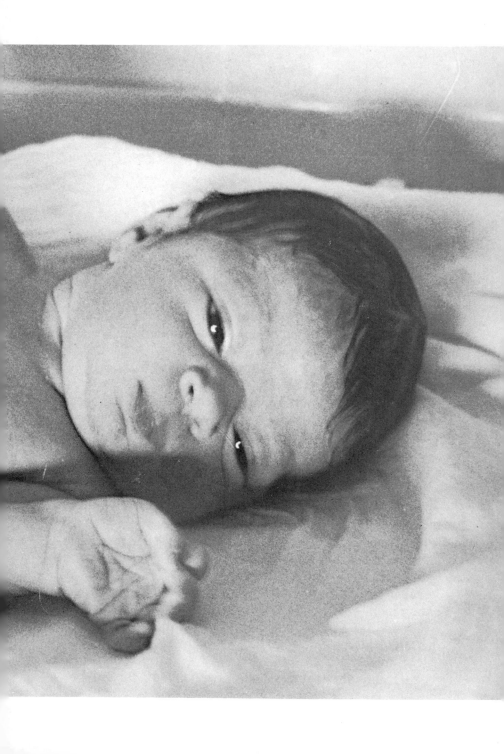

Nada disso acontece com nosso herói. Ele
está livre do medo. Passou de mudança em mudança,
de descoberta em descoberta com tanta lentidão, rodeado,
carregado por tantas atenções e amor que, confiante e
feliz, aceita tudo o que se apresenta. Nada mais o
assusta.

Nas situações em que outros recém-nascidos começam
a gritar, a soluçar sonoramente, nosso herói permanece
silencioso.

Ele pode, no instante da mudança, fechar os olhos, lançar
um grito.

É um grito de surpresa.

Jamais os desoladores e lamentáveis soluços. Nunca o
pânico, o terror.

Quando muito, é um grito de furor. A criança se insurge
contra a cessação de um prazer. Protesta contra o fim do
banho. Exprime-se.

Mas, descobrindo outro prazer mais forte, fazendo uma
experiência ainda mais surpreendente, abre os olhos.

E se cala. E, em silêncio, experimenta, surpresa, o novo
desconhecido: a imobilidade.

O mundo do eterno movimento transformou-se no mundo
da estabilidade. A tempestade acabou bem. Passado o

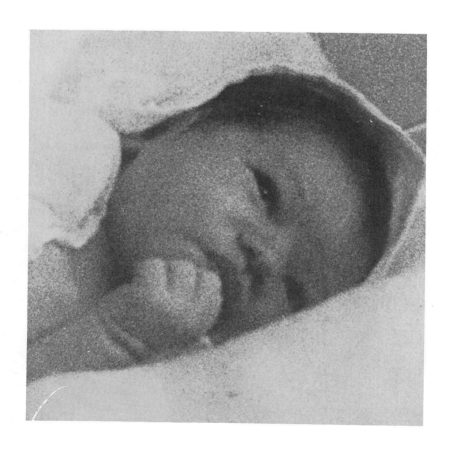

cabo das mais terríveis tormentas, a criança chega ao mar da serenidade.

Nosso argonauta se entrega, agora, à felicidade e à descoberta. O movimento, de fato, não parou: não está mais fora, mas dentro.

No bebê, tudo se move. Harmoniosamente.

Os olhos permanecem muito abertos, apaixonados. Os braços, as pernas, continuam o balé. As mãos não param de explorar o rosto.

A máscara do medo desapareceu para sempre.

E aqui estamos nós, solidamente, em terra firme. A odisséia terminou.

Os outros monstros que esperam, a fome, as mil aventuras do corpo, poderão vir. Saberemos ir ao encontro deles.

Desse recém-nascido silencioso emana uma intensa paz.

Completamente desperto, absolutamente atento, ele está radiante.

É o menino-rei, o menino divino. De quem falam as Escrituras:

"Se não vos tornardes semelhantes aos pequeninos..."

Ou de quem, ainda melhor, diz Lao Tsé:

"Aquele cuja graça, superabundante, transborda, o Perfeito, é semelhante ao recém-nascido".

Que "graça superabundante" é essa que emana dos santos? E que emana dos recém-nascidos? E que os pintores inspirados da Renascença e mesmo de antes representam com linhas de ouro irradiando da cabeça do Menino? E da cabeça de sua Mãe?

Essa "graça superabundante", esse Shakti, não tem nada de "gracioso". Nem de "virtuoso".

Atingimos aqui os mistérios.

Essa graça irradia-se em silêncio.

É ela que sentimos.

É ela que circunda cada criança que chega ao mundo.

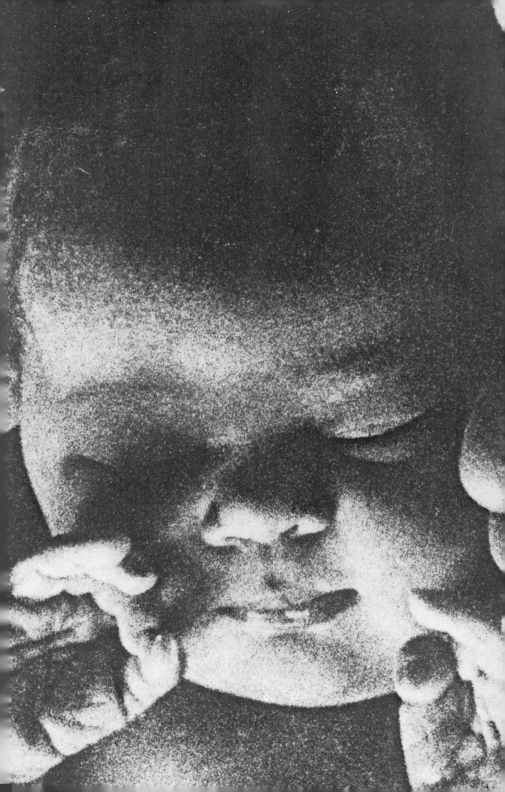

III

"na busca de conhecimentos
sabe-se
dia a dia
um pouco mais.
no caminho do saber
a cada dia se descobrem
as virtudes
da imobilidade
e termina-se
por não querer mais
a qualquer preço
fazer.
e é então
que as coisas acontecem!
sim
é sem perturbar nada além
de si mesmo
que tudo encontra seu lugar.
e que
tudo se arranja."

tao te ching

1

E chegamos, nós também, ao final de uma grande aventura. Felizes aqueles que, como Ulisses . . . Vamos deixar o bebê. E entregá-lo, por alguns momentos, à mãe, depois de ele ter provado as alegrias da solidão, da imobilidade.

Deitado sobre o peito querido, orelha contra coração, o bebê reencontra o som e o ritmo familiar.

Tud está feito. Tudo é perfeito.

Esses dois seres, que lutaram corajosamente, transformam-se num só.

Quanto a nós, estamos plenamente satisfeitos: compreendemos.

Queríamos saber o que provoca o horror do nascimento. Dizíamos:

"Se pudéssemos compreender o que clamam esses recém-nascidos . . .

"Que dizem esses bebês, com os braços, com as pernas, com as cabeças, com as costas, com as mãos?"

Eles dizem:

"Não estou bem. Estou sofrendo."

Mais ainda:

"Tenho MEDO".

Sim.

"Tenho MEDO! Tenho MEDO!"

O medo e a dor são um só.

Os recém-nascidos dizem o mesmo que diziam as mulheres quando davam à luz.

Elas também não usavam essas palavras simples.

Quem terá a inocência, a ingenuidade, quem ousará dizer:

"Tenho medo!"

Não as mulheres.

Mas seus corpos o proclamavam! Corpos de "mulheres em dores", que eram apenas espasmos, tensões, sobressaltos, convulsões. Corpos que eram somente fuga, rejeição, que significavam além de excitação, terror, pânico?

Afastado o terror, as mulheres ficaram livres do sofrimento de dar à luz, a ponto de transformar o parto em êxtase.

É ao poupar a criança do terror que se torna seu nascimento num instante encantado.

2

O que é o medo senão o desconhecido, o absolutamente novo? Aquilo que não podemos reconhecer nem classificar?

Para que o recém-nascido não sinta medo é preciso revelar-lhe o mundo lentamente, de forma progressiva. Não oferecer mais sensações novas do que ele possa suportar, assimilar.

E, assim, é preciso multiplicar as lembranças, as impressões do passado, para que o bebê possa relacioná-las. Até que, no universo totalmente desconhecido e, portanto, hostil, algo familiar venha tranqüilizá-lo, acalmá-lo.

Mais uma vez, imaginemos o horror desta passagem.

Nossos sentidos de adulto perderam toda a sutileza, toda a sensibilidade. E mais, nossos sentidos são isolados.

Trabalham cada um por si.

Sistemas sutis filtram e organizam nossas
sensações em percepções. Dão-lhes significado.
E estamos de tal forma habituados a esses
condicionamentos que perdemos a consciência deles.
O que *vemos* diante de uma paisagem?
Depende. Um agricultor vê terras boas ou más.
O grande proprietário, loteamentos. O engenheiro de
construções, estradas a traçar, pontes a erguer. O pintor
descobrirá mil cenas, jogos de luz e sombra,
modelos, perspectivas. E o militar de artilharia,
os melhores lugares para instalar baterias.
Mas, quem vê a paisagem por inteiro?
Ninguém!
Louvado seja Deus. Seríamos sufocados.
É dessa maneira que nossos condicionamentos,
nossas linguagens, nos escondem a realidade. Protegem-nos
de sua esmagadora totalidade.
O bebê é inteiramente desprovido dessas defesas.
Sua sensação é total, não filtrada, não organizada.
Assim, é preciso também, para conduzi-lo à margem,
a mão segura e leve de um pescador.
Um gesto inadvertido, um momento de desatenção, uma
impaciência, e a linha se rompe.
E a criança se põe a chorar.

3

Costuma-se dizer:
"Qual é o mistério, a coisa que nos impede de ver?
De ver o *outro* em sua realidade."
Agora já sabemos: essa coisa somos nós mesmos.
É o eu, o ego, nossos condicionamentos. Enfim, tudo o
que somos.
O episódio do corte do cordão umbilical, que
habitualmente ocorre logo após o nascimento da criança,
levanta aqui um aspecto singular.

É o caso de se perguntar:

"Como é possível que o Homem, animal racional e sensato, com reputação de inteligente, num momento tão sério, aja exatamente como um insensato?"

"Como é possível que faça exatamente o contrário do que deveria fazer?"

Cortar o cordão de forma tão brusca provoca, pelo menos, surpresa.

O segredo? Ao que parece é o seguinte:

Ninguém que assista a um nascimento poderá evitar certa perturbação. Mesmo que seja obstetra ou parteira e já tenha visto nascer centenas ou milhares de crianças.

A razão para isso é, sem dúvida, que todos nós já passamos pela mesma situação. E que permanece, no fundo de nós, um eco forte e velado disso.

Ninguém esquece. Especialmente uma experiência assim. As marcas que deixa ficam apenas levemente encobertas.

O obstetra ou a parteira, em cada nascimento, ficam profundamente emocionados.

Nos momentos de grande tensão emocional, a respiração se altera. Independente de nossa vontade.

À medida que o fim de um parto se aproxima, a emoção aumenta.

Será que sabemos o quanto ela é contagiante e como se transmite?

Assim, quando o recém-nascido surge, a emoção geral está no auge. E todos os pulmões, até então contraídos, se fecham, param.

"Será que ele vai respirar?"

Cada um prende a própria respiração. Identificando-se, sem o saber, com o bebê.

Os adultos retornam ao próprio nascimento!

Privados de ar como o recém-nascido. E próximos da asfixia.

É que eles não têm cordões umbilicais para oxigená-los!

A situação se torna insustentável.

É preciso "fazer alguma coisa".

140

O mais conveniente, o gesto simples, razoável,
adequado, seria, para o obstetra, simplesmente respirar.
Em lugar disso, ele corta o cordão umbilical do bebê!
A emoção fez com que perdesse a razão.
A criança, naturalmente, lança um grito.
E o obstetra exclama, aliviado:
"Ele respira!"
Pobre cego! Foi a si próprio que ele aliviou.
É:
Eu respiro!
que deveria ter exclamado.
Se pudesse enxergar a verdade.
Foi ele quem recobrou a respiração. O bebê não
tinha pressa. O cordão lhe dava bastante tempo.
Sob o pretexto de ajudar o *outro*, foi em si mesmo
que o obstetra pensou.
Sem perceber, procedeu a uma transferência.
Desembaraçou-se da própria angústia projetando-a sobre
a criança.
Quanto ao "cordeiro do sacrifício", privado de
seu precioso cordão, sufoca-se.
E grita . . .
Para o mais autêntico alívio dos *pulmões alheios*.
Pobre inocente! Nem bem chegou a nós e já é
sobrecarregado com o peso de nossas angústias, de
nossas loucuras, de nossos pecados.
Esse processo de transferência é infinitamente
disseminado. No conjunto, é aquilo que, inocentemente,
chamamos educação.

4

O que falta ainda?
Correndo o risco de sermos cansativos, é preciso, uma
última vez, retomar o grito. O grito que foi nosso
ponto de partida.

"Será mesmo necessário que a criança grite?"

A pergunta é realmente importante. Ou então nos arriscamos, cada vez mais, a graves mal-entendidos.

A resposta é simples e clara:

"Sim, é preciso que o bebê grite".

É preciso até que o grito seja o que chamaríamos de um bom berro. Sonoro, vigoroso. Um grito franco que conte com a participação de todo o corpo do bebê.

Esse grito, resposta global do organismo, testemunha que a tonicidade é perfeita.

Se a criança nasce "chocada", sem energia, se geme em lugar de gritar, tudo deve ser feito para obter-se um grito franco e satisfatório, o mais rápido possível.

Este ponto deve ficar bem claro e não deixar margem a qualquer dúvida.

Da mesma forma, se o bebê nasce estrangulado pelo cordão umbilical, não devemos hesitar um instante em cortá-lo e livrar a criança.

Tudo isto é questão de bom senso. Assim como não se prepara para o parto sem dor a mulher que será submetida à cesariana.

Parece que acabamos de nos contradizer e de anular, em algumas linhas, tudo o que havia sido dito antes.

Não é nada disso.

É preciso que o bebê grite ao nascer.

Uma vez. Ou duas.

E é mais do que suficiente.

A seguir, ele deve respirar. Seus gritos devem ser de força, vitalidade, satisfação.

E não gritos de dor, angústia, terror, desolação.

Nada de choro! Nada de soluços.

Nem mesmo é necessário ter ouvidos finos ou desenvolvidos para notar a diferença. Basta atenção para descbrir o quanto é extenso e variado o registro do recém-nascido. E quantas coisas pode dizer . . . sem falar.

Mesmo sem prestar muita atenção, ninguém poderá confundir o grito de vida, de satisfação, com o grito de tristeza, de dor, de medo.

Assim, todas as crianças, quando nascem, poderiam, realmente, despertar para a vida de modo tão calmo como descrevemos antes?

Será possível que todos dêem um ou dois gritos e depois se ponham a respirar, a murmurar?

Certamente não.

Da mesma forma que não podemos prometer a todas as mulheres um parto sem qualquer dor, até o fim.

Nos dois casos surgirão surpresas.

Cada indivíduo é diferente do outro. Todos são únicos, misteriosos, imprevisíveis.

Uma determinada mulher, em aparência pouco dotada fisicamente, pode surpreender pela coragem. Vai até o final com sucesso, mesmo nos momentos em que outras mais fortes encontram obstáculos.

Da mesma forma, cada criança chega com seu temperamento, com suas características, com sua hereditariedade, com seu destino.

Cada uma reage de modo próprio. Parece até milagre ver como cada criança é única e diferente.

Dois recém-nascidos se parecem tanto quanto um esquimó e um sueco. Ainda assim . . .

Curiosamente, nos primeiros minutos todos os bebês são parecidos.

Durante muito pouco tempo, é como se não tivessem identidade.

Isso virá logo. Bem cedo não será mais possível confundi-los. Mas, nos primeiros momentos, terão certa semelhança perturbadora.

É apenas pelo fato de que todos usam a mesma máscara: a máscara impessoal do terror.

Só quando cai essa máscara aparece a pessoa.

Da mesma maneira, ainda que cada criança seja única e diferente, todos os recém-nascidos passam pelas mesmas etapas, que os conduzem do bloqueio à abertura, do fechamento sobre si mesmos ao contato com o mundo.

143

Esse caminho, cada bebê o percorre à sua maneira.

Nem sempre os que o completam mais rapidamente terão os melhores resultados.

Alguns parecem se afirmar na vida e, subitamente, recuam, se protegem na cólera.

Outros, pálpebras fechadas, se debatem, lutam, incapazes de perceber que a provação terminou, que já nasceram. A dificuldade para arrancá-los do pesadelo, do temor, é grande.

Outros vêm ao mundo com sofreguidão, lançam um grito, abrem os olhos e põem-se a brincar!

Há ainda os que vêm devagar, lentamente, majestosamente.

Cada criança chega com seu próprio temperamento.

Em síntese, é a partir do momento em que a criança abre os olhos que a batalha está terminada, está ganha.

Podemos afirmar que é somente nesse momento que a criança nasce.

Nesse momento, chega à superfície, emerge. Isto acontece mais ou menos depressa. Exatamente como a cada manhã, saindo do sono, deixando os sonhos, podemos permanecer com os olhos fechados.

É aí também que a máscara cai. E que aparece a pessoa.

Quando a criança abre bem os olhos é que, enfim, chega ao mundo, nasce.

Outra surpresa: não há crianças feias.

No entanto, quando o recém-nascido aparece, freqüentemente é abominável. Corremos o risco de experimentar, diante de uma visão tão ingrata, uma espécie de recuo, de repulsa. Alguns bebês são, efetivamente, horríveis.

O problema é que se trata apenas de uma máscara. A máscara do terror. Novamente!

É difícil imaginar até que ponto o rosto pode ser deformado, desfigurado pelo terror. Afastado o medo, a fisionomia se torna agradável.

Como por um passe de mágica, a criança mais feia se transforma. Antes parecia um pequeno monstro: agora revela sua beleza.

Não há crianças feias. Há as que são deformadas
pelo medo e correm o risco de permanecer assim para
sempre. Por não terem sido aceitas e amadas tais como
eram ao nascer.

5

"O nascimento tem tanta importância?", perguntarão
alguns.
"Mas são apenas alguns minutos. É como um raio.
Entre um longo 'antes' — a gestação — e um longo
'depois' — a educação.
"Está bem . . . o recém-nascido grita quando nasce?
Grande coisa! É um mau momento que tem de ser suportado.
Por que fazer tanto barulho?"
Um mau momento a suportar . . . é fácil dizer. Há outro
"mau momento", tão rápido quanto este, cuja sombra
paira o tempo todo sobre nossas vidas. É a morte.
De qualquer maneira, o nascimento é apenas um
instante.
Certo. Mas um instante privilegiado.
Nascer é se instalar na respiração. Nesse vai-e-vem,
nessa oscilação que só termina quando terminamos.
A respiração é o pequeno e frágil barco que
nos transporta de uma margem a outra.
Tudo o que vive respira.
A criação é apenas respiração.
Todo mundo respira. E como!
A respiração, dependendo se é livre ou entravada,
pode mudar a vida da pessoa. Quantos não vivem meio
estrangulados! Incapazes de dar um suspiro. Menos ainda
um verdadeiro riso.
Viver livre significa respirar livremente. Não
apenas com os ombros e o peito. Mas com o ventre,
com os flancos. E com as costas.

Para viver e respirar plenamente, é preciso ter costas eretas, coluna vertebral livre. Flexível, viva.

Quantos atravessam a vida tendo, por coluna, uma vassoura?

Será que todos sabem que os doentes mentais são incapazes de uma inspiração profunda?

O mínimo bloqueio ao longo da coluna, do esteio, e pronto, a respiração, a vida, ficam entravadas. E o indivíduo é marcado para sempre.

É no momento de nascer que a respiração se organiza. Ou que se delineiam os futuros bloqueios.

A organização, a estrutura, ficam comprometidas para sempre.

Não há dois seres com a mesma fisionomia, não há duas respirações idênticas. Cada um respira à sua maneira. E, na maior parte do tempo, mal.

Muitos o sentem e dizem:

"Não consigo respirar. Preciso aprender."

Há os que tentam.

Aprendamos a respirar!

A respiração é, não resta nenhuma dúvida, construída.

Assim como o destino. A partir do momento em que nascemos.

Depois, mais tarde, é tarde demais. É no momento do nascimento que o problema deve ser pensado.

6

Outros afirmarão, em tom mais grave:

"Sem dúvida o nascimento marca a criança.

"Ora, a vida não é exatamente um prazer. É um combate inglório. É uma selva onde se deve escolher entre devorar ou ser devorado. É preciso lutar incessantemente.

"Assim, a agressividade é indispensável. Quer

queira quer não, é preciso que o bebê saiba, desde que nasce, em que covil de bandidos caiu."

Está certo, a vida é uma selva, uma arena. Basta uma olhada ao redor: ninguém precisa de olhos muito atentos para ficar de cabelos em pé.

Coisa estranha: não corremos o risco de encontrar tigres, ursos, lobos ou serpentes pelas esquinas. E, no entanto, o medo habita nossas cidades.

Perguntar se esse estado de coisas vai durar é correr um risco muito grande. E também nos afasta do objeto da discussão, o nascimento.

Não, não é afastar-se. Os espartanos atiravam ao chão, com força, os recém-nascidos.

Mas ainda queremos forjar guerreiros?

Muitos ficarão calados neste momento. Para não gritar: "Sim!" Acalentam a violência em segredo.

É preciso, no entanto, despertar. Os mamutes desapareceram. Os dinossauros também. E todos os monstros e perigos que atormentaram o homem ao longo das eras.

Contudo, muitas vezes ignoramos que os mamutes desapareceram. Pelo menos, se nos basearmos na simpatia que conservamos, no fundo do coração, pela força.

Com relação ao nosso assunto, pensar que um nascimento sem violência pode tornar as crianças indolentes, sem energia, é um grande engano. É exatamente o contrário da verdade.

O nascimento sem violência faz crianças fortes porque livres, sem conflitos. Livres e permanentemente despertadas.

Agressividade não é sinônimo de força. É exatamente o contrário. A agressividade, a violência, equivalem à fraqueza, à impotência e ao medo mascarados.

A força é segura de si mesma, soberana. A força é sorridente.

No entanto, receio ter dificuldades de convencer os simpatizantes da agressividade. Sofreram na própria carne e acreditam:

"A vida foi dura para comigo. Recebi vários golpes.

147

Isto me formou. Que os golpes formem as crianças."
Em resumo, afirmam, sem o confessar:
"Sofri. Por que os outros não devem sofrer também?"
Abominável Lei de Talião.
Esses obstinados, esses rancorosos, clamam:
"A mulher sofre para dar à luz? É preciso, deve
ser dessa maneira."
Assustadora lógica *a posteriori*. Os "é preciso"
desse gênero significam, na verdade, que o mal, o pecado,
devem pagar seu tributo através do sofrimento. O culto
da dor não é de hoje. E esse velho caminho conduz,
diretamente, às fogueiras, Inquisições e massacres de
todo tipo.
Não há pecado.
Existe apenas erro, ignorância. Nossa própria cegueira.
E nossa resignação.
O sofrimento é inútil. Mero desperdício.
Não satisfaz a nenhum deus.
O sofrimento é falta de inteligência. O parto sem
dor aí está para prová-lo. Só desagrada aos violentos,
aos autoritários, aos que gostam de coisas fortes.
A essas pessoas "duras", gostaria de repetir o que
disse Lao Tsé:
"Quando vem ao mundo,
o homem é frágil e sem força.
E, uma vez morto,
fica duro e rígido.
As roseiras e as grandes árvores,
quando ainda são pequenas,
vergam e são frágeis.
Quando morrem,
ficam secas e quebradiças.
É que a força e a rigidez
são companheiras da morte.
E a docilidade e flexibilidade
são amigas da vida.
A força, definitivamente,

nunca conquistou nada."
Mas estou me desviando: argumento!
É loucura. Argumentar nunca convenceu ninguém.
Ainda mais aos céticos e incrédulos.

7

No fim das contas, ou do conto, só posso dizer:
"Experimentem".
Tudo o que foi dito aqui é simples. Tão simples
que temos vergonha de insistir.
Talvez tenhamos perdido o gosto pela simplicidade.
Sim, é preciso tão pouco! Nada de orçamentos
caros, recursos eletrônicos, orgulhos da tecnologia,
brinquedos de crianças crescidas, tão furiosamente na
moda.
Nada disso.
Apenas paciência e modéstia. Silêncio.
Uma atenção leve mas sem falhas. Um pouco de
inteligência, de preocupação com o outro. Esquecimento
de si mesmo.
Ah! Já ia deixando passar . . .
É preciso muito amor.
Sem amor, vocês não passarão de bem intencionados.
A sala de parto pode estar perfeita, com a
iluminação necessária, paredes à prova de som, temperatura
do banho no ponto certo, e, ainda assim, a criança
continuará a berrar.
Peço que não condenem o método.
Vejam, antes, se não permanece em vocês um pouco
de nervosismo. Algum mau humor, alguma impaciência.
Uma raiva escondida.
A criança não se engana.

Vocês serão julgados com uma segurança miraculosa e terrível.

A criança sabe de tudo. Sente tudo.

Vê até o fundo do coração. Conhece até a cor de seus pensamentos.

Tudo isso sem uma linguagem especial.

O recém-nascido é como um espelho. Reflete sua imagem. Depende de vocês não fazê-lo chorar.

8

— Você esqueceu uma coisa!

— O quê?

— Essas crianças, nascidas no silêncio e no amor, essas crianças viram o quê? Por acaso são diferentes das outras?

— É difícil dizer. Isso eu tinha que ver . . .

— Então ainda tem mais?

— Você se esquece de que dissemos como, ao nascer, o bebê tem uma máscara que o esconde, desfigura, enfeia . . .

— A máscara da tragédia: sobrancelhas arqueadas, cantos da boca apontando para baixo.

— Isso mesmo.

— Haveria outra? Uma máscara de alegria, de felicidade, assim como a máscara da comédia?

— Exatamente.

— Com uma boca descontraída, traços erguidos, fronte distendida, olhos fechados de prazer?

— É isso . . .

— E, evidentemente, máscara que nunca se viu num recém-nascido. É impossível . . .

— Você não acredita mesmo? Pois veja . . .

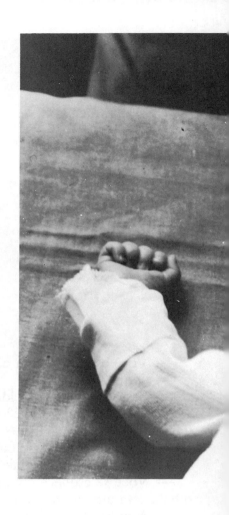

— Puxa! Esse bebê não sorri, ele está rindo! Ele ri mesmo, pra valer.

— É você mesmo que está dizendo . . .

— Que maravilha . . . Mas . . . isso não tem muito a ver com o nosso caso.

— Ah! E por quê?

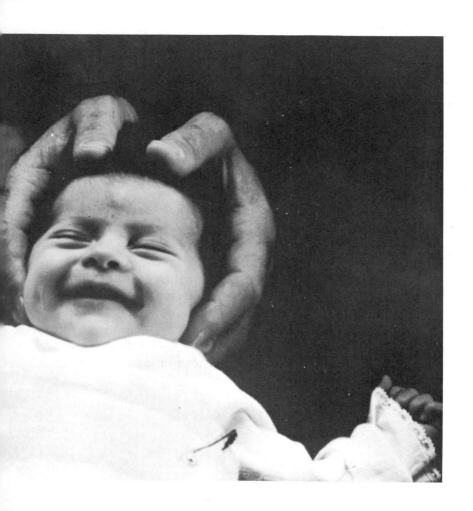

— Nós estamos falando de nascimento, de recém-nascido, e você me mostra uma criança de seis meses.

— Seis meses?

— Ora! Os bebês não sorriem de jeito nenhum antes de dois meses. Um mês e meio, pelo menos. Quanto a gargalhar assim . . .

— É o que se diz, eu sei. Mas esse bebê não chegou a completar vinte e quatro horas.

— Não! Não é possível.

— Mas é a verdade.

— Não posso acreditar . . .

— Concordo. Realmente não é muito comum. Pelo menos por enquanto. Por acaso você sabe que existe ainda outra máscara? Ou melhor, um rosto verdadeiro.

— Agora não estou entendendo.

— As emoções, que levamos tão a sério, são "estados". Como tal, não duram muito. Chegam e partem. Se sucedem, se substituem. Gostamos de alguns, evitamos outros. Mas, no fundo, é uma coisa só. Risos e lágrimas estão bem próximos. E essa grande alegria que deixa você maravilhado vale, em certo sentido, a mesma coisa que a tristeza. Da mesma forma, é apenas uma máscara.

— E o que sobra quando a criança está sem máscaras? O que fica quando a alegria e a tristeza desaparecem? Nada?

— Quase nada. Olhe bem . . .

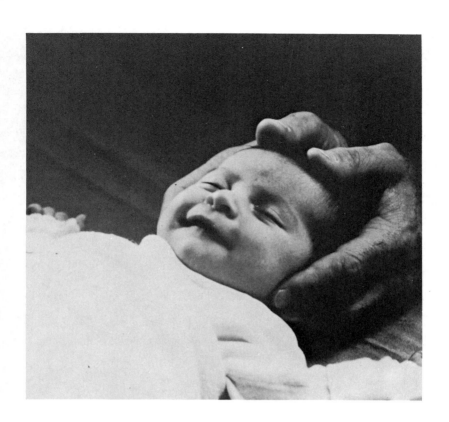

Sobre o Autor

Falando de sua vida, Frédérick Leboyer conta que era um homem apressado, médico que fazia inúmeros partos por dia. Certa vez, procurou um colega de profissão, porque já estava sentindo-se mal. O obstetra — Leboyer — ouviu do colega parisiense: "Continue assim, você está no bom caminho para morrer". Leboyer ficou impressionado. Recebeu uma proposta de viajar à Índia. E para lá se foi. Começou uma terapia oriental, com um guru. Pensou seu trabalho como parteiro. Repensou sua vida e as vidas que ajudou a pôr no mundo. Voltou para a França, fez mais três anos de terapia freudiana. Depois, mais uma vez a Índia. Passou a viver três meses por ano lá, na casa do guru analista. Hoje, boa parte do mundo científico discute as teorias de Leboyer, que já estão sendo aplicadas há quase vinte anos.

Coleção Primeiros Passos
Uma Enciclopédia Crítica

ABORTO
AÇÃO CULTURAL
ACUPUNTURA
ADMINISTRAÇÃO
ADOLESCÊNCIA
AGRICULTURA SUSTENTÁVEL
AIDS
AIDS - 2ª VISÃO
ALCOOLISMO
ALIENAÇÃO
ALQUIMIA
ANARQUISMO
ANGÚSTIA
APARTAÇÃO
ARQUITETURA
ARTE
ASSENTAMENTOS RURAIS
ASSESSORIA DE IMPRENSA
ASTROLOGIA
ASTRONOMIA
ATOR
AUTONOMIA OPERÁRIA
AVENTURA
BARALHO
BELEZA
BENZEÇÃO
BIBLIOTECA
BIOÉTICA
BOLSA DE VALORES
BRINQUEDO
BUDISMO
BUROCRACIA
CAPITAL
CAPITAL INTERNACIONAL
CAPITALISMO
CETICISMO
CIDADANIA
CIDADE
CIÊNCIAS COGNITIVAS
CINEMA
COMPUTADOR
COMUNICAÇÃO
COMUNICAÇÃO
   EMPRESARIAL
COMUNICAÇÃO RURAL
COMUNIDADE ECLESIAL
   DE BASE

COMUNIDADES
   ALTERNATIVAS
CONSTITUINTE
CONTO
CONTRACEPÇÃO
CONTRACULTURA
COOPERATIVISMO
CORPO
CORPOLATRIA
CRIANÇA
CRIME
CULTURA
CULTURA POPULAR
DARWINISMO
DEFESA DO CONSUMIDOR
DEMOCRACIA
DEPRESSÃO
DEPUTADO
DESENHO ANIMADO
DESIGN
DESOBEDIÊNCIA CIVIL
DIALÉTICA
DIPLOMACIA
DIREITO
DIREITO AUTORAL
DIREITOS DA PESSOA
DIREITOS HUMANOS
DOCUMENTAÇÃO
ECOLOGIA
EDITORA
EDUCAÇÃO
EDUCAÇÃO AMBIENTAL
EDUCAÇÃO FÍSICA
EMPREGOS E SALÁRIOS
EMPRESA
ENERGIA NUCLEAR
ENFERMAGEM
ENGENHARIA FLORESTAL
ESCOLHA PROFISSIONAL
ESCRITA FEMININA
ESPERANTO
ESPIRITISMO
ESPIRITISMO 2ª VISÃO
ESPORTE
ESTATÍSTICA
ESTRUTURA SINDICAL
ÉTICA

ETNOCENTRISMO
EXISTENCIALISMO
FAMÍLIA
FANZINE
FEMINISMO
FICÇÃO
FICÇÃO CIENTÍFICA
FILATELIA
FILOSOFIA
FILOSOFIA DA MENTE
FILOSOFIA MEDIEVAL
FÍSICA
FMI
FOLCLORE
FOME
FOTOGRAFIA
FUNCIONÁRIO PÚBLICO
FUTEBOL
GEOGRAFIA
GEOPOLÍTICA
GESTO MUSICAL
GOLPE DE ESTADO
GRAFFITI
GRAFOLOGIA
GREVE
GUERRA
HABEAS CORPUS
HERÓI
HIEROGLIFOS
HIPNOTISMO
HIST. EM QUADRINHOS
HISTÓRIA
HISTÓRIA DA CIÊNCIA
HISTÓRIA DAS
   MENTALIDADES
HOMEOPATIA
HOMOSSEXUALIDADE
I DEOLOGIA
IGREJA
IMAGINÁRIO
IMORALIDADE
IMPERIALISMO
INDÚSTRIA CULTURAL
INFLAÇÃO
INFORMÁTICA
INFORMÁTICA 2ª VISÃO
INTELECTUAIS

Coleção Primeiros Passos
Uma Enciclopédia Crítica

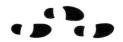

INTELIGÊNCIA ARTIFICIAL
IOGA
ISLAMISMO
JAZZ
JORNALISMO
JORNALISMO SINDICAL
JUDAÍSMO
JUSTIÇA
LAZER
LEGALIZAÇÃO DAS DROGAS
LEITURA
LESBIANISMO
LIBERDADE
LÍNGUA
LINGÜÍSTICA
LITERATURA INFANTIL
LITERATURA POPULAR
LIVRO-REPORTAGEM
LIXO
LOUCURA
MAGIA
MAIS-VALIA
MARKETING
MARKETING POLÍTICO
MARXISMO
MATERIALISMO DIALÉTICO
MEDICINA ALTERNATIVA
MEDICINA POPULAR
MEDICINA PREVENTIVA
MEIO AMBIENTE
MENOR
MÉTODO PAULO FREIRE
MITO
MORAL
MORTE
MULTINACIONAIS
MUSEU
MÚSICA
MÚSICA BRASILEIRA
MÚSICA SERTANEJA
NATUREZA
NAZISMO
NEGRITUDE
NEUROSE
NORDESTE BRASILEIRO
OCEANOGRAFIA
ONG
OPINIÃO PÚBLICA

ORIENTAÇÃO SEXUAL
PANTANAL
PARLAMENTARISMO
PARLAMENTARISMO
   MONÁRQUICO
PARTICIPAÇÃO
PARTICIPAÇÃO POLÍTICA
PEDAGOGIA
PENA DE MORTE
PÊNIS
PERIFERIA URBANA
PESSOAS DEFICIENTES
PODER
PODER LEGISLATIVO
PODER LOCAL
POLÍTICA
POLÍTICA CULTURAL
POLÍTICA EDUCACIONAL
POLÍTICA NUCLEAR
POLÍTICA SOCIAL
POLUIÇÃO QUÍMICA
PORNOGRAFIA
PÓS-MODERNO
POSITIVISMO
PREVENÇÃO DE DROGAS
PROGRAMAÇÃO
PROPAGANDA IDEOLÓGICA
PSICANÁLISE 2ª VISÃO
PSICODRAMA
PSICOLOGIA
PSICOLOGIA COMUNITÁRIA
PSICOLOGIA SOCIAL
PSICOTERAPIA
PSICOTERAPIA DE FAMÍLIA
PSIQUIATRIA ALTERNATIVA
PUNK
QUESTÃO AGRÁRIA
QUESTÃO DA DÍVIDA
   EXTERNA
QUÍMICA
RACISMO
RÁDIO EM ONDAS CURTAS
RADIOATIVIDADE
REALIDADE
RECESSÃO
RECURSOS HUMANOS
REFORMA AGRÁRIA
RELAÇÕES INTERNACIONAIS

REMÉDIO
RETÓRICA
REVOLUÇÃO
ROBÓTICA
ROCK
ROMANCE POLICIAL
SEGURANÇA DO TRABALHO
SEMIÓTICA
SERVIÇO SOCIAL
SINDICALISMO
SOCIOBIOLOGIA
SOCIOLOGIA
SOCIOLOGIA DO ESPORTE
STRESS
SUBDESENVOLVIMENTO
SUICÍDIO
SUPERSTIÇÃO
TABU
TARÔ
TAYLORISMO
TEATRO NO
TEATRO
TEATRO INFANTIL
TECNOLOGIA
TELENOVELA
TEORIA
TOXICOMANIA
TRABALHO
TRADUÇÃO
TRÂNSITO
TRANSPORTE URBANO
TROTSKISMO
UMBANDA
UNIVERSIDADE
URBANISMO
UTOPIA
VELHICE
VEREADOR
VÍDEO
VIOLÊNCIA
VIOLÊNCIA CONTRA A
   MULHER
VIOLÊNCIA URBANA
XADREZ
ZEN
ZOOLOGIA

IMPRESSÃO:

GRÁFICA EDITORA
Pallotti
IMAGEM DE QUALIDADE

Santa Maria - RS - Fone/Fax: (55) 222.3050
wwww.pallotti.com.br
Com filmes fornecidos